华章心理 | Psychological

H Z B O O K S

不吃糖的理由

上瘾、疾病与糖的故事

[美] 加里·陶布斯（Gary Taubes）著

李奕博 译

机械工业出版社
China Machine Press

图书在版编目（CIP）数据

不吃糖的理由：上瘾、疾病与糖的故事 /（美）加里·陶布斯（Gary Taubes）著；李奕博译 . —北京：机械工业出版社，2019.1
书名原文：The Case Against Sugar

ISBN 978-7-111-61308-4

I. 不… II. ①加… ②李… III. 食品营养 - 关系 - 健康 IV. R151.4

中国版本图书馆 CIP 数据核字（2018）第 249108 号

本书版权登记号：图字 01-2018-0190

不吃糖的理由：上瘾、疾病与糖的故事

出版发行：机械工业出版社（北京市西城区百万庄大街 22 号　邮政编码：100037）
责任编辑：朱婧琬
责任校对：李秋荣
印　　刷：北京市兆成印刷有限责任公司
版　　次：2019 年 1 月第 1 版第 1 次印刷
开　　本：147mm×210mm　1/32
印　　张：8.5
书　　号：ISBN 978-7-111-61308-4
定　　价：59.00 元

　　李奕博把他翻译好的稿子发给我，让我来做序，看到题目之后，我觉得眼前一亮——《不吃糖的理由》。看完之后我觉得心里有些沉重，因为人类已经为糖类做了太多的牺牲而还被蒙在鼓里，如果这样正确的声音早点出来就好了。

　　老百姓对糖的认知误区太多，超市里充斥着各种糖，各种媒体往往充当了推荐者的角色。国民的身体素质亮起更多红灯，如果再不刹车，全民奔小康也好、走入世界领先地位也好、全民健康也好，都会变成"梦"。

　　一个月前我去欧洲6个国家旅行，这6个国家位于欧洲的东部和中部。柏林墙倒塌之后，西方化的各种意识和生活方式像狂风一样席卷过来，这些原来简单而清贫的国家很快被西方化的生活方式覆盖，国民经济上涨的同时，肥胖、糖尿病、冠心病等现代时髦病也逐年上涨。我们坐着大巴，从一个国家到另外一个国家，一路上路过很多休息站，我们这些旅游者自然要下来活动活动，同时想看看有没有当地的特产，但是让我们很失望，几乎每一个休息站都只有一个小超市和一个麦当劳店。麦当劳所卖的食物与我们国内是一样的，除了汉堡包就是可乐、冰激凌，小超市里是各种美味而且可以存放很久的加工食物，我们想买瓶矿泉水，都要在一大堆甜饮料中仔细寻找。

近些年来咱们国家很多地方，除了随处可见的麦当劳、肯德基、星巴克外，甜点屋像雨后春笋一样不断涌现，这些甜点屋基本上都位于年轻人出入较多的地方。

大家都知道甜食不好，但为什么还控制不住地去购买？

第一，整个社会经济被资本所左右，大家可以看到媒体上推荐甜饮料和饼干等垃圾食品的广告图天盖地，鲜艳的颜色和动人的表情，让人忘记了那是有害健康的东西。

第二，就像这本书里所说的，甜食在让人有美好感觉的同时，也会让人上瘾，而且这种上瘾又和药物上瘾、吸烟饮酒上瘾的感觉不一样，一时半会儿看不出来，几年、几十年，你的身体在走样，血糖、血压往上升，但是当你想刹车，想管住嘴减肥、降血糖的时候，你听到的是少吃脂肪。而少吃脂肪的结果是容易饥饿，于是大家又转向各种方便食品和米面类碳水化合物，加工食品里面充斥着各种糖类、添加剂，米面类碳水化合物则是不甜的糖类。糖类造成的危害很少有人去质问，于是，造成肥胖、糖尿病、痴呆症等问题的罪魁祸首逍遥法外。由于大家不知道经济利益是如何推动错误的信息传播而影响国民健康的，所以很多专家在不知情的情况下也帮助错误的知识进行了宣传。

由于营养学界里大多是研究食品营养素的专家，所以他们会告诉大家，管住嘴的第一步是要控制总能量。糖类每克产生 4 千卡，而脂肪 1

克产生9千卡，脂肪的能量大，所以首先要控制脂肪。但是营养师们大多不知道，糖类从肠道吸收后，如果超过了人体需求就会转化为脂肪，这种脂肪主要分布内脏，这才是造成各种慢性病的重要因素。

甜食的麻醉效应很明显，在你品味香甜口感的同时，还会给你带来心情愉悦，所以大家经常可以看到很多西式餐厅里都会有冰激凌，不贵，还有香甜冰凉的感觉，于是顾客们在这里停留的机会增多，销售量也就会大幅度提高。可是顾客摄入了大量糖类，在美好的感觉中会逐渐走向肥胖，走向疾病。

是说出真相的时候了！人类已经为糖类谎言付出了很多代价，许许多多的人为此早逝。

是说出真相的时候了！为了后代不再重蹈覆辙，为了我们不再有那么多的肥胖、糖尿病、肿瘤和痴呆症患者。

非常感谢美国的加里·陶布斯，感谢李奕博如此完整和顺畅翻译。作者用大量数据对糖类的成瘾性、危害性做了全面而深刻的阐述，看了这本书能让读者正确地认知糖类，拒绝诱惑，可以在这纷乱的世界上擦亮眼睛，寻找正确的食物，走向健康。

这本书是对人类健康的巨大贡献。

再次谢谢作者，谢谢李奕博成功的翻译。

北京安贞医院临床营养科　主任医师
中国医院协会疾病与健康管理专业委员会　委员
中国老年保健协会糖尿病专业委员会　常务委员
夏萌
2018年11月

译者序
The Translator's Words

　　你可知道，英国伊丽莎白女王曾因牙黑受人耻笑，是因为吃糖；大航海时代盛行的奴隶交易，是为了生产更多的糖；香烟的全球大流行，主要是因为有了糖……

　　这是一本关于糖的科普书、故事书和历史书。糖是我们生活中随处可见的调味品，像魔法一样让食物变得闪光。如果没有糖，橱窗里那些垂涎欲滴的蛋糕和糖果，还有整个零食、饮料和甜品行业都将不复存在，政府也少了一个重要的税收来源。不管你是否察觉，是主动还是被动，作为一名在都市生活的现代人，你每天都会吃下一些糖。不知不觉中，糖一直在影响我们的生活，而它对健康的影响却少有人知，很多看似基本的观念，让非营养专业的专家学者也大吃一惊。本书作者加里·陶布斯是美国著名科普记者，长期为《探索》杂志、《纽约时代》杂志等知名刊物撰写稿件，因讨论饮食和健康的畅销书《我们为什么会发胖》（*Why We Get Fat*）

而世界闻名，为读者带来了健康的生活和减少的腰围。肥胖、糖尿病、高血压和痛风让我们精疲力竭而又无计可施，加里·陶布斯认为这些现代文明带来的慢性病都和"糖"脱不了干系，而制糖工业的强大宣传能力蒙蔽了我们的眼睛，科学研究的局限性和专家们的意见堵住了我们的耳朵。作者带着调查记者的责任感，查阅了大量资料，在千丝万缕的信息中找出一些线索，为我们揭示了关于糖的真相。

作为一名长期撰写生酮饮食的作者，我推崇无糖的生活方式，也十分推崇陶布斯的作品，他是美国营养圈内备受赞誉的调查记者，因深入挖掘制糖业丑闻和提倡低碳水的健康生活方式而闻名。在欧美火爆的"生酮饮食"，国内方兴未艾。营养学的科普过于沉重，也许从"糖"开始讲起，是一个更轻松、更甜蜜的起点，这是我翻译此书的初衷。我的公众号叫"老虎健康"，如果你对健康的生活方式感兴趣，也许能在这里找到更多资料。

李奕博

2018 年 10 月写于广东中山

目录
Contents

为什么得糖尿病

　　玛丽·希金斯，女性，26 岁，未婚，于 1893 年 8 月 2 日到马萨诸塞州总医院门诊部求诊。她反映口干、"整天喝水"，每天起夜排尿三到四次，感觉"虚弱且疲倦"。食欲不稳定、便秘、头晕、嗳气、腹部紧张，饭后胃部有烧灼感，这些症状压得她快喘不过气了。

——艾略特·乔斯林，"糖尿病案例，第 1 号"

来自他的门诊病例记录

那是 1893 年的夏天，作为一名哈佛大学的医学生，艾略特·乔斯林（Elliott Joslin）在马萨诸塞州总医院工作，这是他整理的第一份糖尿病病例，30 年后，他将成为 20 世纪最有影响力的糖尿病专家。病人玛丽·希金斯（Mary Higgins）是一名年轻移民，5 年前从爱尔兰来此，在波士顿郊区作女佣。她患有一种"情况严重的糖尿病"，乔斯林写道，她的肾脏已经"被疾病压垮了"。

乔斯林对糖尿病的兴趣可以回溯到在耶鲁大学念书的日子，但从兴趣变成事业，可能正是源于希金斯的病例。此后的 5 年，乔斯林和哈佛著名病理学家雷金纳德·菲茨（Reginald Fitz）联手，共同梳理了马萨诸塞州总医院的几百卷手写病例，研究患病的原因和治疗方法。为了向糖尿病领域最知名的专家学习，乔斯林去了两次欧洲，拜访德国和澳大利亚的医疗中心。

1898 年，乔斯林建立了自己的糖尿病专科诊所。同年，美国医学协会在丹佛举办年会，他和菲茨在会上展示了对马萨诸塞州总医院病例的分析结果，数据包含了 1824 年以来的所有病例。那时他们并未意识到，自己见证的一切仅仅是个开端。

75 年内，医院总共接诊 4.8 万名患者，其中的 172 名被诊断为糖尿病，虽然他们仅占马萨诸塞州总医院接诊总数的 0.3%，但乔斯林和菲茨发现一种趋势：糖尿病的患病人数和比例一直稳步增长。自 1885 年以来，马萨诸塞州总医院在 13 年中接收的糖尿病患者总数大概等于过去 61 年之和。乔斯林和菲茨提出了几个解释，但不愿相信有更多的波士顿人患病，糖尿病正在变得普遍。相反，他们认为这是因为更多人希望使用医疗服务，糖尿病患者的就医意愿也随之提高。

1921 年，当乔斯林为《美国医学协会杂志》（*The Journal of the American Medical Association*）撰写文章，描述自己诊所的案例时，他的观点已截然不同。他不再提及糖尿病人的就医意愿，而是使用"流行性疾病"这个词来描述自己的见闻。他写道："在新英格兰村安静的宽街上，矗立着三座并排的房子。"显然，这是在描述他的家乡，马萨诸塞州的奥克斯福德。"这三栋房子里陆续搬来了4 个女人和 3 个男人，他们先后死于糖尿病，只有一人幸免。"

乔斯林认为，如果这些人死于某种传染性疾病，比如猩红热、伤寒或是肺结核，当地的医疗部门会立即成立特别调查组，划定疫区，防止扩散。"考虑到后果，"他写道，"应该执行一些措施，发现传染源并预防再次发生。"可糖尿病是一种慢性病，而非传染病。糖尿病致死需要经年的积累，而不会在数周内扩散，所以当局视而不见。"就连保险公司也是一样，"乔斯林写道，"没意识到它的破坏性。"

从少见变为流行病

对于肥胖，我们早就习以为常，不是吗？来看看肥胖的流行病学报告，50 年前，1/8 的美国人肥胖；如今这个数字是多于 1/3。世界卫生组织的报告显示，1980 年至今，肥胖率已经翻番；到2014 年，这个星球上有超过 5 亿胖子，超过 4000 万 5 岁以下儿童

超重或肥胖。所以毫无疑问，我们正在越来越胖，这一趋势可上溯至
19 世纪的美国。相比之下，糖尿病的流行和发展更加有趣。

当乔斯林统计 19 世纪末的病例时，糖尿病虽然数量稀少，但
并不陌生。早在公元前 6 世纪，一位名为苏希鲁塔（Sushruta）
的印度医师就描述了病人尿液发甜的特征，并注明这种问题在超
重和贪吃的人中最为普遍。到了公元 1 世纪，这种病的名称已被
称为"糖尿病"（diabetes）——希腊语，意为"虹吸管"或"流
过"。卡帕多西亚古国的阿雷提乌斯医生描述了在不予治疗的情况
下，糖尿病的最终阶段："病症到了最后，病人就活不长了，他会
迅速消瘦，奔向死亡，活着只剩折磨，无法控制干渴，喝下的全部
排出……如果一会儿不喝，嘴里干渴难耐，肠胃里好像火烧一样。
可怜的人啊，在焦渴、不安与折磨中死去。"

整个 19 世纪中期，糖尿病都是低发疾病，只在文献和医学期
刊中提及，罕见于门诊病历。直到 1797 年，英国军医约翰·罗
洛（John Rollo）才得以发表文章"糖尿病的两个病例"。这是历
史上糖尿病研究的重要文献，描述了他见过的两个病例——时间却
相隔了 19 年。如罗洛所写，他一直"在美国、西印度和英国的大
范围内寻找这种疾病"。从费城在 19 世纪早期录得的死亡率来说，
市民们由糖尿病直接或间接导致的死亡率几乎和炭疽、癔症、饿死
或昏睡病的死亡率一样低。[⊖]

⊖ 乔斯林随后研究马萨诸塞州总医院的病例，并发现了类似的情况。在
1824 ~ 1869 年总共 45 年的病例记录中，20 年未发现一例糖尿病。而在发
现糖尿病的年份里，每年不足 3 例。

1890 年，爱丁堡皇家医学社的前任主席罗伯特·桑德比（Robert Saundby）在伦敦皇家内科医学院做了关于糖尿病的系列讲座，据他估算，糖尿病的致死率不足 1/55 000。桑德比说："糖尿病是罕见病之一，只适合大型医院工作的内科医生学习，因为只有如此才能见得到"。桑德比还说，在整个英国、巴黎，甚至纽约，糖尿病的致死率在增加。（桑德比的报告称，一位洛杉矶的内科医师在 7 年的行医经历中没有见过一例糖尿病。）"真实情况是，"桑德比说，"糖尿病会成为一种特定阶层的常见病，比如富有的商业阶层。"

传奇的加拿大医师威廉·奥斯勒（William Osler）常被称为"现代医学之父"。在他经典的、持续更新的教科书《医学原理和应用》（The Principles and Practice of Medicine）中，同样记录了糖尿病的稀少和增加趋势。1889 年，约翰·霍普金斯医院在巴尔的摩成立，奥斯勒加入医院。3 年后，他的教科书第 1 版发行，书中写道，在医院就诊的 3.5 万人中，只有 10 人被诊断出糖尿病。而在随后的 8 年里，有 156 例。奥斯勒指出，糖尿病的死亡率呈指数型增长。1870 ～ 1890 年，死亡率几乎翻倍，到 1900 年又再翻倍（见图 0-1）。

20 世纪 20 年代晚期，乔斯林预测的糖尿病泛滥已成为新闻和杂志的主题，美国和欧洲的学者们开始定量研究糖尿病的流行程度，画出以年或 10 年分类的比较曲线。以哥本哈根为例，糖尿病在医院的收治人数从 1890 年的 10 人，增加到 1924 年的 608 人——增加了 60 倍。当纽约市健康委员会的理事长海文·艾默生

（Haven Emerson）和同事路易斯·拉里莫尔（Louise Larimore）在1924年发表糖尿病死亡率数据时，有些美国的城市的数据较1900年增长了400%，和南北战争时期相比增长达1500%。

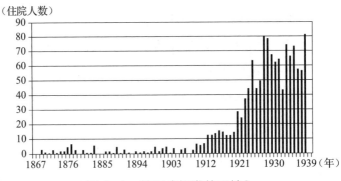

（住院人数）

图 0-1　糖尿病爆发的开端？

资料来源：费城宾夕法尼亚医院糖尿病治疗部。

尽管如此，糖尿病此时仍是相对稀有的疾病。1934年，乔斯林和两位大都会人寿保险公司的员工路易斯·杜布林（Louis Dublin）和赫伯特·马克斯（Herbert Marks）一起检查数据，并得出结论：糖尿病正在快速变成流行性疾病。根据纽约、马萨诸塞和其他地方的资料，他谨慎地推断：每1000个美国人中大概有2～3人患糖尿病。

数据中的爆发

回到当下，根据2012年美国疾病预防控制中心（CDC）的数据估算，每7～8个成年人中，就有1个糖尿病患者——发病率达 12% ～ 14%，波动区间源于诊断标准不同。另外 30% 的人被预测会在将来患病。将近 200 万美国人在 2012 年被确诊为糖尿病——平均每 15 ～ 16 秒一例。在进入退伍军人管理局医院治疗的病人中，1/4 患糖尿病。

在这波如海啸般袭来的糖尿病大潮中，绝大多数是 2 型糖尿病，约占总数的 95%。而这种类型，正如 2000 年前的苏希鲁塔说的，直接与超重和肥胖相关。一小部分患者属于 1 型，常见于儿童。这是一种急性发作的疾病，若处置不当，病人可能迅速死亡。[⊖]在过去的 150 年间，1 型糖尿病和 2 型糖尿病的发病率都急剧增加。

糖尿病患者在心脏病、中风、肾病和昏迷方面的致死率都很高。在所有肾衰竭的病例中，由糖尿病导致的占比超过 40%。如果不经妥善治疗（有时即使治疗了），患者会出现视力降低（经常是早期症状）、神经损伤、牙齿脱落、足部溃疡和坏疽、四肢受损直至手术截肢。在每 10 个腿部截肢的成年人中，有 6 个是因为糖尿病，其总数仅 2010 年就达 7.3 万人。有很多不同级别的药品可以用于治疗糖尿病，美国每年用于治疗糖尿病的药物和设备，市场份额高达 300 亿美元。药品连锁店现在都向客户提供免费的血糖检测，如果结果偏高，就可顺势推销自测套装。

显然，我们现在的问题是：到底发生了什么？怎么变成了现在这样？是自然环境还是生活方式，让我们遭此劫难，每 11 个美国人就有 1 个患糖尿病？

⊖　由于 2 型糖尿病更加普遍，此书中所指的糖尿病，除非特别说明，都指 2 型糖尿病，或是两种类型都有。

有一个方法可以轻松回避这个问题，那就是质疑以前的统计数据。谁知道 50 年前或 100 年前到底发生了什么呢？的确，在人群中定量分析一种慢性病很困难。可能的变量太多：诊断标准的变化、公众的重视程度、治疗方法和其有效程度、平均寿命以及发病率随年龄的变化，每一种因素都会产生影响，阻碍我们将时代和发病率进行关联。但是这么想吧，在 19 世纪的美国，如果每 11 人中有 1 人患糖尿病，恐怕医院的病例记录会大不相同。桑德在 1901 年写道："毫无疑问，糖尿病是致命的疾病，患者就像在高空走钢丝，命悬一线。"

20 世纪，医疗文献记录了糖尿病在人群中从稀有到常见、最后泛滥的过程。1940 年，糖尿病领域的专家、梅奥诊所的拉塞尔·怀尔德（Russell Wilder）发表报告说，过去 20 年里，医院接诊糖尿病的数量稳定增长。"发病率增加，原因未明，"他写道，"但这种增长非常明显。"10 年后，乔斯林提到"糖尿病的可怕增长"，认为这个事实已经无法避免。1978 年，美国糖尿病流行病学（一门研究疾病在人群中发展的学科）权威凯利·韦斯特（Kelly West）提出：20 世纪，死于糖尿病的人数超过了所有战争死亡之和。"糖尿病已经成为人类的头号敌人，"他写道，"对所有国家和大多数种族来说，糖尿病危害极大，死者众多。"

如韦斯特所说，糖尿病的发展并非某个地区独有，而是全球现象。在中国，被确诊的糖尿病患者曾经很少。20 世纪初，一位英国医师说，他在南京的 2.4 万名病人中只见过一例糖尿病，"我的病人都来自下层社会"。另一份报告说，来诊所求医的 1.2 万名病人中只有 2 例糖尿病。20 世纪 80 年代，中国人的糖尿病发病率约为 1%。而最近的估算：成年人发病率为 11.6%，总数达 1100 万人。此外，预计约 5 亿人处于糖尿病前期。

20 世纪 60 年代，在格陵兰、加拿大和阿拉斯加生活的因纽特人，他们身上几乎看不到糖尿病和糖尿病前期的踪影，美国医学协会在 1967 年的一篇报道说："有记录以来，阿拉斯基的因纽特人只有 8 名患糖尿病。"到 70 年代，糖尿病依然罕见，但学者们记录到糖尿病前期增多的情况，即葡萄糖不耐受。现在的情况呢？如今的因纽特人糖尿病发病率为 9%，即每 11 人中有 1 人患病，和加拿大、美国的数据不相上下。

同样的流行病学模式发生在美国原住民（特别是亚利桑那州的皮马人，我们稍后来讲）和加拿大原住民身上。在很多这样的人群里，每 2 人就有 1 人患糖尿病。在有些案例中，如安大略省北部，桑迪湖的奥吉布瓦部落，直到 20 世纪 60 年代，还未有发现糖尿病的记录。1974 年，韦斯特检查美国土著人的糖尿病数据，发现 20 世纪 40 年代以前几乎没有糖尿病的记载。60 年代中期，居民和军队进行健康普查，普查结果发现（包括韦斯特的研究结果），以前没问题的土著人，现在有 1/4 的成年人患糖尿病。（纳瓦霍人 20 世纪 50～80 年代的发病率曲线，和费城宾夕法尼亚医院在一个世纪之前的曲线非常相似。）同样的模式也出现在波利尼西亚人、密克罗尼西亚人和南太平洋上的美拉尼西亚人身上。受影响的还包括澳大利亚原住民、新西兰的毛利人、整个中东地区、亚洲和非洲。实际上，所有开始西方式饮食和西方式生活方式的人们都受影响，只要开始文明化和城市化，这种变化就开始了，与地理位置和时间无关。

　　所以到底发生了什么？我们的饮食和生活方式中发生了巨大变化，而这些变化导致了史无前例的糖尿病爆发。如乔斯林在糖尿病爆发之前所说，如果这是一种传染病，那么各种国家机构、健康机构、报纸和保险公司早就开始探寻答案了，美国疾病预防控制中心和世界卫生组织早就建立专家团队来彻查此事，并研究我们可能产生的失误或误解了。可惜事情并非如此。

"空热量"和祸乱之源

　　20 世纪 70 年代前，糖尿病大军不断壮大，公共健康机构和临床医生们表示，这一切都是因为——糖。我们面对的是并不常见的代谢类疾病，由于大众对糖的消费，我们摄入的碳水化合物已达到一个世纪前无法想象的程度。

　　随着美国、英国工业革命的展开，糖的消费呈爆炸式增长：糖果店、谷物麦片和工业化生产的软饮料诞生了；巧克力棒和冰激凌变成零食；与此同时，糖尿病也开始攀升。当糖和含糖食品传遍全球，糖尿病也如影随形。当非洲、亚洲和中南美洲的农民迁往城镇，打工挣钱，他们改变了曾经的饮食习惯——谷物、淀粉质食物和水果，而是在商场和超市购买含糖饮料和高糖美食。如此一来，糖尿病就不可避免地出现了。正如韦斯特在 1974 年所说，糖尿病在北美土著中流行，"他们曾经是游牧的民族，以食肉为主，有些人的主要能量是脂肪……大多数部落的糖尿病发病率激增，他们对糖的消费量也增加。不仅是美国，阿拉斯加、加拿大和格陵兰地区的因纽特人、波利尼西亚人，他们都存在同样的现象。"

在糖消费减少的年代，糖尿病的致死率也随之降低。第一次世界大战期间，政府实行配给制，糖因此出现紧缺。艾默生和拉里莫尔在1924年写道："糖尿病发病率的起起落落，和糖的消费量变化非常一致。"

1974年，制糖业调查医生们关于糖的态度，大多数医生认为吃糖会促进糖尿病。（一位广告总监接受采访，被问及是否会给自己的孩子吃高糖谷物麦片，正如他们的公司在广告中的宣传。他承认不会，并且说："吃一碗麦片，恐怕得来一针胰岛素。"）1973年，哈佛公共卫生学院（可能是营养学界最有影响力的机构）的让·迈耶（Jean Mayer）提出："对那些基因易受影响的人，糖是致病原因。"既然如此，那么基因不易受影响的人是否也会得病？（比如有些特例，病人的胰腺因为受损或长了肿瘤导致功能不正常。）在关于糖和甜味剂的会议上，医生和学者们讨论，是糖导致了糖尿病，还是说糖仅仅把原本有糖尿病倾向的人向前推了一下。

然而，到20世纪70年代末期，没人再讨论糖了，取而代之的是脂肪。脂肪被认为与心脏疾病相关。其实存在一种可能：心脏疾病和肥胖、糖尿病相关，而后两者是糖导致的，但营养学家和公共卫生机构拒绝接受这一观点。

与此同时，学者们接受了一些未经充分验证、未知真假的理论。第一，2 型糖尿病是肥胖导致的，因为两者无论从群体还是个人的角度看，都有相关性，且肥胖总是先发生。（尽管 20% 的 2 型糖尿病人既不肥胖也不超重。）第二，世界卫生组织宣称："肥胖和超重的根本原因是摄入和消耗的能量不平衡。"哈佛大学营养学院的创立者弗雷德·斯太尔（Fred Stare）在 1976 年的电视讲话中说"美国饮食的唯一问题是吃得太多"，与此相关的还有运动不足、交通方式变化和体力劳动减少。

公共卫生机构认为，没必要去研究肥胖导致糖尿病的真实性，因为其相关性显而易见。美国、欧洲、亚洲和世界大部分地区，都将防治糖尿病的思路放在热量限制加运动上，建议人们少吃点，减少热量。特别是减少能量密度大的食物，比如脂肪。

与此同时，据美国疾病预防控制中心的记录，美国从 1960 年至今，糖尿病增长了 800%，和糖果的增长一致，或者说，和所有糖类的增长曲线一致。这里说的"糖"，包含了从甘蔗和甜菜中制取的蔗糖和一种相对较新的发明，高果糖浆[⊖]。按照美国食品药品监督管理局（Food and Drug Administration，FDA）的分类，它属于"热量甜味剂"。

在被忽略和无视了 1/4 个世纪后，很多机构开始提出，糖才是肥胖和糖尿病的主要原因，应该被课以重税或纳入监管。然而，这些机构并不相信糖会致病，只认为糖是一种"空热量"，它的味道太好，所以我们吃得太多。这个理论认为，精炼糖和高果糖浆不含

⊖　high-fructose corn syrup，简称 HFCS，亦称果葡糖浆、高果糖玉米糖浆，中国一般称为"果葡糖浆"。——编者注

任何蛋白质、维生素、矿物质、抗氧化剂和纤维，它们不仅取代了营养成分，还往往被过量加入。正是这些无谓的热量，造成了我们的肥胖。美国农业部（在其发表的美国居民膳食指南里）、世界卫生组织、美国心脏协会（American Heart Association，AHA）以及其他组织和机构在建议民众少吃糖时，都是基于这种理论。

空热量的概念对食品工业其实是个好事，因为它会隐藏糖的真正问题——毒性。糖在20世纪70年代的健康大讨论中得以豁免，制糖业对此事起到重要作用，这个下面会讲。健康机构，包括美国糖尿病协会和美国心脏协会也喜欢这个概念，所以在过去的50年里一直谴责脂肪，而让糖逍遥法外。

基于空热量的概念，食品公司销售高糖，或者完全就是糖的食品，还同时宣称自己在做好事。它们说自己在帮助孩子们战胜肥胖和糖尿病，糖不是问题所在，而是解决问题的方法，只需要教育孩子们迈开腿，管住嘴就行了。可口可乐、百事、玛氏、雀巢、好时和其他很多食品公司就是这么做的，他们在2009年成立了美国食品杂货制造商协会和美国饮食协会（现在是饮食和营养学院），还和美国女童子军共同成立了"健康和体重承诺基金会"。在政治方面，认同空热量的概念无疑是有益的，任何政客都不会从反对食品公司中得到好处，特别是那些有强大游说能力的公司。米歇尔·奥巴马（Michelle Obama）在2010年发表的主题为"动起来"的演讲中说"我们不要妖魔化任何食品工业"，这是她关于防治儿童肥胖的最广为流传的节目。

本书的内容不同以往：糖，如蔗糖和高果糖浆，是导致糖尿病和肥胖的根本原因。这里的因果关系好比吸烟导致肺癌，不是过量不过量的问题。糖直接影响我们的生理、代谢和内分泌，导致系统紊乱。加利福尼亚大学旧金山分校的小儿内分泌医师罗伯特·卢斯蒂格（Robert Lustig）是这一理论的最大拥趸。从这个理论说，糖对人的毒性并非短期，而是经年累月，甚至代代相传的。换句话说，母亲把这种危害传给孩子，不是通过家庭形成的饮食习惯，而是早在怀孕时，食物就已经影响了子宫的发育环境。

如果这个世界没有糖，或者说如果过去 100 ～ 150 年没有这么多糖，那些易患糖尿病的个体（也可能是他的母亲，或是母亲的母亲）本不用受此磨难。糖就是进化生物学家所说的环境或饮食的祸乱之源，虽然只是调料，但是能激发基因里的致病因子，将健康的饮食变成有害的毒药。只要量够大，不管原有的饮食结构里，植物或动物成分的比例是多少，最后都会导致肥胖和糖尿病，正如韦斯特在 1974 年的报告中描写美国原住民的情景。如果这些是真的，为了抵抗身体系统的紊乱，为了防止肥胖和糖尿病的继续发展，甚至是逆转目前的局面，我们必须看看糖和其相关的产业的真实情况。

对糖的调查

本书所牵涉的内容远不止糖尿病。患有肥胖和糖尿病的人也往往同时患有脂肪肝，这是西方化生活催生的又一流行性疾病。据美国国立卫生研究院估算，1/4 的美国人患有非酒精性脂肪肝。如果放任不管，可能发展成肝硬化，最终需要肝脏移植。此外，患肥胖和糖尿病的人也倾向于患高血压，还会提高罹患心脏病、癌症、中风、痴呆，甚至是阿尔茨海默症的风险。

在现代西方社会里，这些致命的慢性病有共同出现的趋势。糖尿病、心脏病、癌症、中风以及阿尔茨海默症，在美国致死率最高的十大疾病中排名前五。一项保守估计显示，由这些疾病产生的工作岗位和生产率损失，每年高达 1 万亿美元。

这些疾病被认为代表了西方化的生活方式，它们的同步性甚至让癌症学者认为癌症的起因是肥胖，也让一些研究者认为阿尔茨海默症是 3 型糖尿病。

现在，我们知道所有这些疾病都和一种被称为"胰岛素抵抗"的症状相关。对于这种现象，我们将深入探讨。由于胰岛素抵抗是 2 型糖尿病的根本原因，所以有人推测是 2 型糖尿病引发了所有这些疾病，这是一种被科学家称为"虚无假设"的方法，即先设定一个研究和讨论的起点，然后进行推论。如果糖和高果糖浆导致了肥胖、糖尿病和胰岛素抵抗，那么它们也应该是最有可能导致其他疾病的饮食因素。简单来说，如果我们的饮食中没有糖，这些慢性病的集中度远不会如此高。除了上面提到的疾病，还有一些关联疾病，它们是：多囊卵巢综合征、类风湿性关节炎、痛风、静脉曲张、哮喘、炎症性肠病。

如果探究这些病症的过程是一场犯罪调查，受命调查此案的侦探会假定，主要嫌疑犯只有一人，因为这些疾病都高度相关。除非调查结果能够证明一名嫌犯无法独立完成所有罪案，否则没必要假设多人作案。科学家对这一理论并不陌生，它就是奥卡姆剃刀。艾萨克·牛顿说过："对于自然事物，除真实和有效，无须其他解释。"3个世纪后，阿尔伯特·爱因斯坦说过（或者其大意是）："所有事情都应简化再简化，直到无法更简化。"我们应该从最简单的那个推论开始，直到和观测的结果不符，才能添加更多的可能性。这里的可能性，就是指多原因致病论。

然而，公共健康机构和学者们不这么想。他们假设肥胖会导致或加重糖尿病（在我看来，这是假设错误），而过量饮食和缺乏运动导致了肥胖与糖尿病。接下来，为了解释这些疾病的广泛发展，就需要加上各种影响因子和复杂情况，包括基因影响、表观遗传学（基因功能是如何在细胞里被打开和关闭的）、饮食和锻炼情况、睡眠情况、环境毒素、药物影响、病毒影响，以及抗生素对肠道细菌的破坏（现在的时髦说法是菌群失调）。总之，若想仅用一个因素来定义现代饮食，就太天真了。

要反驳这个观点很简单：肺癌也被认为是多致病因素的复杂疾病。很多吸烟者最后没得肺癌。至少有1/10的肺癌患者和吸烟无关。然而，我们仍然普遍认可，吸烟是肺癌的主因。所以，无论肥胖、糖尿病和它们的相关疾病有怎样多的致病因素，是如何复杂的失调症，它们和西方式饮食的关联是无法抹去的。全世界的饮食西方化和糖尿病泛滥之间的关联需要一个合理的解释。到底是什么呢？我们肯定做了一些50年或150年前不曾做过的事情，而我们的身体和健康诚实地反映了这一变化。

本书的目的是理清一些针对糖的争论，纠正一些数百年之久的迷思和偏见，提供一些观点和资料，为个人甚至社会在制定与糖相关的决策时提供参考。每秒钟都有人死去，他们死于只选择西方化饮食或生活方式才会引发的疾病，本书将记录这些控诉糖的案例。

糖的重要角色

在之前两本讨论健康和营养的书里，我讨论了所有加工食品和容易吸收的碳水化合物食物，包括谷物、淀粉类蔬菜、糖和高果糖浆。我认为糖有一些独特的能力，会让其他碳水食物出现问题。所以治疗这些疾病，特别是肥胖和糖尿病，就需要限制一些或全部的碳水化合物，而不仅仅是糖。

本书的重点是糖在饮食中扮演的角色，还有健康饮食和不健康的含糖饮食之间的区别，含糖饮食可能会导致肥胖、糖尿病、心脏病、癌症和其他相关的疾病。如果这是真的，就说明其实群体或个人可以安享健康生活，而无须担心高碳水饮食，甚至是谷物饮食，只要别多加糖。数十年来，糖的消费量逐渐增加，人们一代比一代吃得更多，这种趋势导致了胰岛素抵抗，开启了迈向肥胖、糖尿病和其他关联疾病的进程。一旦进程开启，易于吸收的高碳水食物也会助纣为虐。如果以上观点是对的，自救的第一步就是把饮食中的糖完全排除。

这一观点谴责了一个世纪以来在营养学上对肥胖、糖尿病提出的建议，尽管给出这些建议的人们本意善良。一个世纪以来，尽管证据已经表明，糖是导致胰岛素抵抗、糖尿病和其他相关疾病的原因，健康机构和资助这些机构的组织却视而不见，反而一如既往地在错误的假设上越走越远。它们不仅错怪了脂肪，还天真地以为多摄入热量会导致肥胖。之后我会继续讨论这一时期的草率论断。糖的危害太大了，正如韦斯特在描述糖尿病时说的："糖导致的早死人数，可能比香烟和所有战争导致的总和还多。"为了让此观点令人信服，我们首先要了解，为何这一结论没有广为人知。

在论证的过程中，我们会一起检视历史上的关键科学证据。历史是我们研究科学观点及其演变过程的重要工具，很多学科的定律（比如物理学的），在宣讲时会佐以历史背景。学生不仅能习得正确的推论，也能得知错误的观点是如何被淘汰的，是被什么样的试验、证据和机构所验证。在历史故事中，先贤的名字得以流传。牛顿、爱因斯坦、麦克斯韦（麦克斯韦电磁方程组）、海森堡、普朗克、薛定谔等。可是在医学和营养学方面，学生被传授了结论，却不了解相关证据和推导过程，无法提出质疑。物理系的学生被教授的思维方法是，未经严格实验证明的观点就可以被质疑，而医学系的学生并非如此。对于任何学科，学生都应该明白，要接受一个观点，就应了解其来龙去脉。没有历史的脉络，结论的存在本身都值得怀疑。

这就是为何当今的糖尿病机构一方面不承认糖导致了糖尿病，另一方面却不去研究这个结论形成的历史原因和关键证据。这也是为什么"发胖是因为摄入的热量比消耗的多"这一说法的来源不为人知。"肥胖是因为激素失调"的假说可以解释诸多现象，但无人知晓；"能量平衡"假说不能解释现实，却广为人知。

在本书中，我希望能向大家重现历史情景，说明饮食如何影响我们的体重和健康，展示糖在其中的重要作用。

我的几点声明

在继续之前，我需要声明几个观点。

第一，我必须承认，那些维护糖的观点，是有其根据的。制糖工业集团和高糖食品的供应商们宣称，目前并没有决定性的科学证据表明糖有害，更别说具有长期的毒性了。糖的危害没有如烟草一般被盖棺定论。这不是说科学无用，而是因为科学有局限性。

对于烟草，研究者可以比较吸烟者和不吸烟者患"肺癌"的概率，不吸烟却患病的人数很少。对比研究于 20 世纪 40 年代完成，结果很明显，重度吸烟者患肺癌的风险比不吸烟者高 20 ～ 30 倍。如此一来，除了烟草，很难想象有别的因素导致这种差异。（烟草业不是没想办法开脱。）

再说糖。判断糖是否有害的最好方法，是拿大量吃糖的人群和自然生态中过着不受工业化生活影响的人群做比较。简单地用不吃糖的人群做对比不太合适，这些人往往拥有一套截然不同的健康理念和生活方式，除糖以外的变量太多。还有一种方法，就是看看当今社会中的普遍疾病，是否也在不吃糖的人群中流行。总之，对吃糖和不吃糖的人群做对比，不像研究吸烟一样那么简单。

有一种方法能解决这个难题：比较同一地区的人，在不同年代时的情况。虽然糖的消费量现在很大，但 20 年、50 年或 100 年前，人们无法或很少接触糖。但即便如此，我们也不能完全排除其他因素对健康的影响。我们使用这种方法，从看似纷乱的线索中抽丝剥茧，也许可以找出相对合理的解释，但不足以构建决定性的结论。

我们能否收集足够的证据，促使政府采取行动，像管制烟草和酒精一样管制糖？这点尚未可知。但这些证据能否督促我们自己和孩子们少吃糖，减少危害？这是本书试图解答的疑问。

第二，我必须澄清，当我们谈论糖时到底在说什么。当下看来也许概念清晰，但以前绝非如此。关于糖对健康的影响，几百年来争论不休延续至今，产生了大量的误解和推论，有时争论的双方都没搞清楚对方说的到底是什么。不同种类的糖——碳水化合物，对健康的影响是不一样的。概念的混淆延续至今，连一些最有影响力的报道都未能幸免，更不用说过去几十年里发表的那些文章了。

化学上的"糖"，指代碳水化合物构成的分子团，正如"碳水化合物"的字面含义，由碳原子和氢原子组成。碳水化合物的词根里都有"-ose"，比如葡萄糖（glucose）、半乳糖（galactose）、右旋糖（dextrose）、果糖（fructose）、乳糖（lactose）、蔗糖（sucrose）等。它们都溶于水，有甜味，只是程度不同。当医生和学者们提到"血糖"时，他们说的是在血液中循环的葡萄糖。

生活中的"糖"是指蔗糖，是我们加入咖啡、茶或早餐麦片粥中的白色结晶。蔗糖是一种双糖，由葡萄糖和果糖这两种单糖组成；很多高碳水化合物食物，比如面包和土豆，在消化后基本都变成葡萄糖。而果糖广泛存在于水果和蜂蜜中，是所有糖中最甜的一种，所以包含果糖的蔗糖才会如此甜蜜。近来学者们开始研究果糖是否具有毒性。自然界中的果糖总是和葡萄糖共同出现，由于我们从来不会单独消化果糖，所以更合适的研究目标是蔗糖，研究这种一半葡萄糖和一半果糖组成的糖是否有毒性。

高果糖浆容易让人将其和上面几种糖相混淆，高果糖浆于20世纪70年代被引进美国，并在之后的几十年里大量取代了蔗糖的市场份额。高果糖浆的配方不是一成不变的，最常见的品种是HFCS-55，由55%的果糖和45%的葡萄糖组成，[○]这个比例在蔗糖中为50%：50%。由于价格更便宜，且达到同等甜度的用量更低，高果糖浆被广泛应用于含糖饮料，比如可口可乐。

美国农业部将蔗糖和高果糖浆都归在"有热量甜味剂"或"有营养成分的"的目录下，与另外两种葡萄糖和果糖的混合物（蜂蜜和枫树糖浆）并列。相对地，也有一个无热量甜味剂的目录，它们被称为"人工甜味剂"，包含糖精、阿斯巴甜和三氯蔗糖等。公共健康部门把蔗糖和高果糖浆视作"含糖添加剂"，用于区分水果和蔬菜中这种天然存在的、含量相对较低的糖。

由于HFCS-55被引进美国的时间和肥胖大流行的时间节点相同，学者和记者们开始谴责高果糖浆，说这不是一种真正的糖。高果糖浆被迅速地妖魔化成一种特别有害的饮食原料。纽约大学的营养学家马里恩·耐斯特（Marion Nestle）说，这种谴责"燃起

○　一份2010年的报告中质疑这一比例，据称在某些热销的含糖饮料中，果糖的比例高达65%。

了人们反对加工食物的一把烈火"。反对高果糖浆的概念至今仍然盛行，这也是为何百事可乐使用蔗糖，并自豪地宣称自己的产品含有"天然的"糖。纽曼牌的欧文柠檬水使用蔗糖调味（标签上特别注明"提炼自甘蔗"），并且在动画片中做广告，声明"不含高果糖浆"。2010年，美国玉米深加工协会向FDA申请，要求将食品标签上的高果糖浆标示改为"玉米糖"，期望摆脱妖魔化的命运。制糖业发起诉讼阻止此事，玉米深加工协会旋即反诉。2012年，FDA驳回了玉米深加工协会的申请，理由是："糖是一种固态的、干燥的、结晶状甜味剂"，而高果糖浆并非如此。所以，将其描述为一种糖浆，更利于区分。

然而，谴责高果糖浆虽然对制糖业有好处，但是模糊了一个关键的事实，无论是高果糖浆还是蔗糖，都含有很多果糖。（高果糖浆的名称中之所以有"高果"二字，是因为它比老式玉米糖浆含更多果糖。老式玉米糖浆的历史可上溯至19世纪，由于甜度不够，无法在食品和饮料领域与蔗糖竞争。）我们的身体对蔗糖和高果糖浆的反应其实是相同的。瑞士洛桑大学的研究人员卢克·塔皮（Luc Tappy）是生物化学家们公认的果糖研究权威。他在一份2010年的研究报告中称："不止一项证据表明，高果糖浆比其他种类糖的毒性更大。"本书将会讨论蔗糖和高果糖浆到底是有益的，还是有害的，其程度有多大。

本书中所说的"糖"，请根据上下文的语境来理解。比如此时，果糖和高果糖浆被相提并论。那么我说糖的时候，就是在指代两者。如果是在介绍20世纪70年代以前的情况，高果糖浆尚未出现，那么"糖"就仅仅指蔗糖，要么来自甜菜，要么来自甘蔗。如果我说的是某种特定的糖——果糖、葡萄糖、乳糖等，你也能从上下文中看出来。

最后一个需要申明的概念是，这些年我们到底消费了多少糖（有热量的）。为了阐明这个概念，我使用的数据是：以消费为目标的生产总量，以人均年消费作为单位。整个 20 世纪 70 年代，政府机构、历史学者和记者都以此为据，美国农业部也在用。计算方法很简单：国民消费量 =（国内生产总量 + 进口总量 – 出口总量）/国内总人口。政府为了收税或其他目的收集这些数据，所以这些数据是相对可靠的。比如说，根据美国农业部数据：1999 年糖和高果糖浆的人均年消费量达到峰值，数量是 153 磅（69.3 千克）；2014 年是 114 磅（51.7 千克）；200 年前的数据只有几十磅。我们默认这些数据真实可信，然后进行交叉比较。

早在 20 世纪 80 年代，FDA 就开始发布糖消费量的报告。（第 8 章会再提到）由于损耗在所难免，政府想要知道，生产出的糖到底有多少被吃掉了。损耗无法避免，比如放过期的点心、饮料和果汁中析出沉底的糖，这些都没被真的吃下去。于是政府找人做了一项调查，根据人们对饮食的回忆来进行统计。最后的结果十分不靠谱，这也是可以预见的。美国农业部自己也承认"这种食物损耗的统计不准，偏差太大"。

尽管如此，美国农业部仍然在 2014 年发布的报告中（本书写成时能获取的最新数据）声称，美国人均果糖和高果糖浆的年消费量只有 67 磅（30.4 千克），而工厂的产量（年人均）却高达 114 磅。消费量的统计数据不到生产的 60%。所以这种统计方法的问题在于，一个本可以精确计量的数据"114 磅"，被转化成了不准确的数据"67 磅"。一个本来可用的历史数据就这么不能用了。

制糖业当然喜欢较小的数据，一位制糖业高管在 2011 年的邮件中写道："人均糖消费量被低估，我们乐见其成。"数字小，就说明没有那么多糖（或高果糖浆）被吃掉。但这样一来，我们就无法比较数据了。我们无从判断几十年或几百年前的损耗是多少，这种估算建立在不准确的问卷和草率的假设之上。

为了简化描述，以后在文中的默认单位是人均每年［比如说，1920 年时，美国的消费量是 100 磅（45.3 千克），即人均每年 100 磅］。很多文献里也是用这个单位，我只是直接引用。可实际上，这些数字是指工厂生产量。当我要说明实际的消费量时，我会特别指明。这些事情容易让人混淆，我会尽量讲得清楚明白。

第1章

药物还是食物

1923 年的兰达夫，糖果店是生活的重心。糖果对我们来说，就像酒鬼的酒吧和神父的教堂。少了它，生活也会黯然失色……糖是我们的生活之光。

——罗阿尔德·达尔（Roald Dahl），
《男孩：童年物语》
（*Boy*：*Tales of Childhood*），1984

想象蜜或糖在舌尖绽放的美味，那种冲击、震撼、迷幻般的感觉。我儿子第一次吃糖时的表情，让我感受到了这种体验：他一岁的生日蛋糕上覆着糖霜，我仍记得艾萨克激动的神情和贪吃的样子。不过是初次接触，他已深陷其中。那种被美味吸引的样子，仿佛进入幻象，忘记身在何方。他坐在我的腿上，含着满嘴的蛋糕一脸惊奇地看着我，像是要说："不吃不知道，吃糖多美妙！"

——米歇尔·波伦（Michael Pollan），
《植物的欲望》（*Botany of Desire*），2001

有没有可能达尔和波伦说对了，糖的美味会让人迷失？这是否暗示着一种可能，糖可以使人上瘾？假设有一种药，不用注射、无须吸入、口服即可，既能补充能量，又可安神镇静。我们把它混入食物和饮料，哺育婴儿。婴儿吃得不亦乐乎，从此终身不弃。

这种药虽然长期服用有副作用，但是短期不彰显。人既不会吃完了胡言乱语、脚步蹒跚，也没有头重脚轻、突然晕倒，更不会心悸和呼吸窘迫。儿童吃了，脾气会像游乐场里的过山车般上上下下。吃的时候兴高采烈，几小时后却各种小情绪。没有药能像它一样，让孩子们如此开心。它能解除疲劳，舒缓情绪，减轻痛苦，提高注意力且简单有效。唯一的问题是，必须定期补充，一旦切断补给，孩子们会渴求更多，无法满足。

为了让孩子安静一些，不要吵闹；为了让孩子缓解疼痛，分散注意力，用不了多久，药会变成奖励：比赛胜利、奖励成绩。接下来，奖励会变成情感的象征，传递爱和祝福：家人团圆、朋友聚会、假期休闲、庆祝节日。既然得之尽兴，怎好败兴而归？既然好吃不贵，何妨多点药，少些饭，全家共享，其乐融融。

人类学家茜德尼·明茨（Sidney W. Mintz）对糖的评价是："近似刀枪不入，免疫道德攻击。"即使如本书般从营养学角度对糖进行批评，也会被指责为剥夺人们的幸福。

归类为药物？

如果把糖比作药，放在孩子们身上，人们又会怎么想呢？我也有孩子，他们都还小，如果糖和甜品如药物般被严格控制，我相信管教他们也会变得容易很多，而非如今这般讨价还价、费力伤神。即使那些最拥护糖、竭力为之辩护的人士，在孩子的问题上也很谨慎。曾把糖描述为"浮生的半分欢愉，无奈中的一丝慰藉"的英国记者提姆·李德森（Tim Richardson），也说"不能放任，父母当对子女合理控制"。

糖是必需品吗？孩子们想要的东西可不少：宠物小精灵卡牌、星球大战模型、"爱探险的朵拉"背包，以及很多其他好吃的。糖为何如此独特，值得被这样区别对待，以至于被比作药物，严加管控防止滥用？

其实不光是孩子，所有人对糖的反应都一样，一旦接触就停不下来。文化宣传也好，饮食教育也罢，毫无用处，生产多少就消费多少。肥胖、糖尿病虽然越来越多，却未达极限。尽头在哪里？也许只有可获取性和价格能阻挡糖的脚步。（有研究表明，加拿大的因纽特人对糖不耐受，身体里缺乏消化果糖必需的酶，食用果糖会导致腹部不适。尽管如此，他们仍不肯放下手中的饮料瓶。）在过去的几百年里，糖的价格不断降低。13 世纪 1 磅（0.45 千克）糖能换 360 个鸡蛋，到了 20 世纪早期只能换 2 个。与价格相反，糖的销量稳步攀升。即使是 1934 年的大萧条时期，糖果的销量仍不断增长。《纽约时报》曾指出："萧条已经证明人们需要糖果，只要有钱一定会买。"在历史上的少数时期，糖的生产供过于求，制糖业和高糖食品供应商们就不辞辛劳，扩大内需。从目前的情况看，他们成绩斐然。

那么问题来了，正如记者和历史学家查尔斯·曼（Charles Mann）所说："糖会导致上瘾？还是我们的行为有点像上瘾？"从行为的角度观察，这确实像是一种上瘾，但没有决定性的科学证明。营养学家仅仅把糖看作一种天然的能量——碳水化合物。他们偶然会争论一下糖在糖尿病和心脏病中扮演的角色，却不会关心糖是否影响大脑和身体，产生渴求，造成过量的摄取。毕竟这不是营养学关注的内容。

有些神经学家和心理学家对此感兴趣，从药物滥用导致上瘾的机制，研究了人类的嗜糖现象，解释了为何我们需要控制摄入，防止过量。近来，这些对比研究开始吸引公共健康部门的兴趣，它们寻求减少人们吃糖的方法，比如将其比作烟草，让大众认识到糖是可以成瘾的。其特殊之处在于，糖既能提供营养，也能影响精神，具有成瘾的特性。

历史学家会相信，将糖比作药物是很恰当的。茜德尼·明茨于1985 年写了《甜味和权利》(*Sweetness and Power*)，此书是糖史研究的两部重要作品之一，⊖是后来的很多作者（包括我）的参考来源。她在书中写道："众所周知，糖，特别是精炼的蔗糖，会产生特殊的生理效果。"这些效果不像酒精和咖啡因一般显而易见，不会让呼吸、心跳、皮肤颜色等产生明显且持续的反应。明茨说道，孩子吃糖后，尽管在行为上有变化，但不会产生潮红、眩晕、

⊖   另一本书是《糖的历史》(*The History of Sugar*)，于 1949 年以百科全书的形式出版，共两卷。此书由诺埃尔·迪尔（Noel Deerr）著，内容是一位制糖业高管讲述的糖的历史。

欣快、尖叫、反应激烈等症状。这正是几个世纪以来，糖能够逃脱人们基于信仰的谴责，而茶、咖啡、朗姆酒甚至巧克力都未能幸免的根本原因。本书的观点是：糖会带来快感，却代价不菲。虽短期不可察，但会在几年或几十年后显现出来，不露声色、不显因果。正如明茨所说："营养学和医学方面，没有人好奇和想要深究吃糖所产生的长期影响。"如今大部分人都不知道，离开糖是否会产生脱瘾的症状，因为很难真正做到。

明茨和其他研究糖的历史学家都会同意，把糖比作药物确实合适。糖是为数不多的，可被称为"药食"的产物，产自欧洲国家在16世纪建造的热带植物园中。其他的几种"药食"分别是茶、咖啡、巧克力、朗姆酒和烟草。历史上，糖和其他一些药物的联系非常紧密。朗姆酒是一种蒸馏酒，原料是甘蔗。茶、咖啡和巧克力，在其原产地都未被加糖食用。然而到了17世纪，由于糖的价格降低，人们开始将糖加入茶、咖啡和巧克力中作为调味，而这些产品在欧洲的销量也随之暴增。从14世纪起，糖就被加入酒中用于增加口感。在印度，糖是制作大麻和鸦片酒的主要配料之一。

19世纪晚期，可乐果红遍全球，它含咖啡因和少量可可碱，最早在法国被混入葡萄酒中（制成品被称为"维·马里亚尼"），后来与可卡因、咖啡因一起被制成可口可乐。为了掩盖后两者的苦味，糖被加入其中。20世纪，在可口可乐销售的第一年，可卡因被移出了配方，显然这并未对可口可乐的成功造成任何影响。正如1938年的一位记者说的，"所有美国人都喜欢"。可口可乐是世界上传播最广的产品，其品牌本身是认知度第二高的单词，排第一的是"OK"。可口可乐的发明人约翰·彭伯顿（John Pemberton）曾在南北战争中负伤，并因此在战后对吗啡上瘾。他的发明并非巧合，可口可乐本是他用于戒除毒瘾的几个药剂配方之一。彭伯顿在阅读一篇 1884 年的文章时看到："和古柯一样，可乐果能使服用者熬过长期的禁食和疲劳。既然古柯和可乐果的生理学属性如此相近，它们的组合岂不是更加有效！"[⊖]

再来看烟草，糖一直是混合型烟草的重要原料。第一个这么做的是骆驼牌，由雷诺兹（R. J. Reynolds）于 1913 年建立。一份 1950 年的制糖业报告说："这是烟草和糖的联姻。"和雪茄相比，混合型烟草的口感更加"柔和"，因此可以深深地吸入肺部。而正是这种可以吸入的特性，才使香烟变得如此让人上瘾——当然，也更易致癌。20 世纪上半叶，香烟流行之风覆盖了美国和欧洲，世界上的其他地区也相继沦陷，而肺癌也一起相伴而行。

酒精曾是旧世界里唯一影响神经的东西。这种特权被糖、咖啡和尼古丁颠覆了，它们提供一种全新体验：给予神经正向刺激，甚至能提高使用者的日常劳动生产率。糖、咖啡和尼古丁是"18 世纪的上等商品"，苏格兰历史学家尼尔·弗格森（Niall Ferguson）写道，"它们合在一起，给英国社会一记重击；或者可以说，帝国涌起一股由糖、咖啡和尼古丁掀起的热潮。"

和其他食物比，糖让生活变得容易些，特别是对那些生活乏

⊖ 英语中的 Coca 是古柯，Kola 是可乐果，两者合体就是"Coca-Kola"，和可口可乐的注册名称"Coca Cola"读音相同，只有一字之差。——译者注

味、压力沉重、经济情况较差、缺少闲暇的人而言。早在 12 世纪，十字军在如今的以色列和黎巴嫩地区，发现农田中的甘蔗。一位同时代的记录者如此描述："战士们无法压抑对甜味的渴望，这是对苦难和忍耐的补偿。"

经历了 17、18 两个世纪，糖、茶和咖啡驯化了我们，欧洲和美国人的日常生活被改变了，糖、茶和咖啡成了劳工阶层能负担得起的新嗜好，到了 19 世纪 70 年代，终于成为他们的生活必需品。经济困难时期，英国医生和学者爱德华·史密斯（Edward Smith）调研发现，英国的穷人宁愿少买食物，也要省钱去买糖。有三个英国学者在 1970 年发表了基于史密斯调研的报告："如果把买糖的钱分一些购买面包和土豆，不仅能够获得更多热量，也能补充蛋白质、矿物质这些糖不具备的营养。我们发现嗜糖的口味会固定下来，人们宁愿少吃肉也不愿少吃糖。这让我们坚信，人们对糖的依赖难以克制。"

明茨曾说，糖是一种"完美的物质"，"它让繁忙的生活变得轻松，模糊了工作和休息的界限；与复合碳水化合物食物相比，它更能挑动感官，使人满足；它能够和其他食物完美搭配，而这些食物往往也含糖（茶配饼干、咖啡配小面包、巧克力配抹了果酱的面包片）……无怪乎富人们趋之若鹜，穷人们爱之至深。"奥斯卡·王尔德（Oscar Wilde）在 1891 年写过的一篇关于香烟的文章中提到："极致快感，无比美妙。须臾不见，愈发想念。一旦拥有，别无所求。"彼时，距离大众对糖的纵容和流行也已不远，将此文拿来说糖，也无不可。

嗜糖的本能

嗜糖，像是刻在我们脑中的信条。从诞生之日起，孩子们对它一见钟情（如果不算上十月怀胎的话）。300 年前，英国医师弗莱德里克·斯莱尔（Frederick Slare）写道："给婴儿喂糖水，他们不仅嘬着手中的，还紧盯着下一瓶。牛奶是不肯喝的，除非加糖达到母乳的甜度。"斯莱尔的记录于 20 世纪 70 年代得到了雅各布·斯坦纳（Jacob Steiner）的证实。斯坦纳是希伯来大学的口腔生物学教授，他的研究包括给尚未尝过母乳的新生儿喂糖水，并拍摄新生儿的表情。他在论文中写道："那表情明显很放松，挂着心满意足的微笑。餐后仍然舔舐嘴唇，做吮吸之态。"经历这个试验后，斯坦纳试着用苦味的水喂食，新生儿会吐出来。

于是我们有了一个问题，人类为何会进化出嗜糖的本能。舌头、上颚和食道内都有甜味接收器，哪怕只有一点点的甜味，也能被接收器准确捕捉，送往大脑的边缘区域。营养学家的解答是：自然界中的甜味，不是来自水果，就是来自母乳（母乳中的乳糖是一种相对较甜的碳水化合物，能提供母乳中最多 40% 的热量。）所以，从众多食物中快速、准确地识别甜味，并排除可能是有毒害的苦味，是一种进化上的优势。可是，如果说嗜糖是为了多摄入热量，营养学家和进化生物学家就面临另一个问题：为什么脂肪吃起来不是甜味的？脂肪的单位热量是糖的两倍（母乳中脂肪提供的热量超过一半）。

英国人一直是世界上吃糖最多的人，这一头衔一直保留到 20

世纪初期。虽说英国人在遍布全球的殖民地上，有着最为高效的制糖工业链条，但还有另一个解释：英国本土不出产多汁水果，所以英国人还没来得及适应甜味，就遇到了糖。相比之下，地中海居民就好得多。甜味给英国人带来更大的惊喜和冲击，迅速风靡全国。按照这个思路，美国人应该紧随其后，因为美国早先被殖民的 13个州是英国人的地盘，自然也沾染了英国人嗜甜的习气。同理，大洋洲也是如此，在 20 世纪早期的几十年里被英国人带坏了。

然而，所有这些不过是猜想。它们都是基于一种假说：糖的甜味产生心理反应，带来进化上的优势。婴儿吃糖，可以平和舒缓。成年人吃糖可减轻疼痛，战胜疲劳，忍饥挨饿。对婴儿来说，糖是止疼药，是分散注意力的好帮手，被用在分娩后或是割礼前，用于镇静。如果说糖仅仅只是分散注意力，而不会从心理层面引起快感，战胜疼痛，就必须解释，从临床经验上看，为何婴儿能被糖舒缓情绪，他们的母亲却因母乳喂养而承受痛苦。

很多动物对糖反应积极，生性嗜糖，但也有例外，比如猫。猫是肉食动物（野生猫只吃其他动物）。还有鸡、犰狳、鲸鱼、海狮、一些鱼类、牛鹂。虽然在实验室里，小鼠总是被用于糖瘾的研究，一些小鼠种类更偏向麦芽糖（一种存在于啤酒中的碳水化合物），而不是蔗糖。但其实牛对糖才是真爱，很乐意把自己吃得胖胖的。19 世纪晚期，随着糖的价格下降，农民开始用糖喂牛。1952 年的一篇研究说，在一些牛不愿意吃的植物上喷洒糖或黑糖，牛就能吃下去（牛更爱黑糖）。不过牛很快就会明白这个把戏，只找沾了糖的植物吃。实验发现，人工甜味剂也有同样的效果。这就说明

"牛只是喜欢甜味，而不管吃下去的食物是否有营养"。1884 年《纽约时报》的一篇文章写道："只要用糖调味，再难消化的垃圾也能变成美食。"

真正研究糖的致瘾性，怀疑糖是一种虽有营养，但可能被滥用的研究很少。直到 20 世纪 70 年代，主流研究机构从未考虑过这个可能性，也不认为糖会影响健康。通过数量有限的动物实验，我们知道老鼠和猴子吃糖后的情况，但人类毕竟和动物不一样。严谨的人类实验不太可能，更别提研究孩子了。原因显而易见：我们不能在人身上做实验，研究糖和可卡因、海洛因这些相比，到底哪个更容易让人上瘾。

从技术上说，糖、尼古丁、可卡因、海洛因和酒精这些成分都可以引起大脑中名为伏隔核这个区域的反应，此处也常被称为"奖励中心"。研究成瘾性的学者们认为，正是大脑的这一功能，使得生物在进食和性行为的过程中获得乐趣，乐此不疲，物种才得以存续。糖的作用机制是相同的，它会刺激大脑分泌一种神经传导物质——多巴胺，它和一些药物产生的效果相同。人类利用这一特点，对药物浓缩提纯，增强药效。比如古柯叶，直接咀嚼有柔和的刺激效果，但经过精炼制成的可卡因，就有强致瘾性。如果吸食，直接进入肺部则效果更强。糖也是一样，从作物中被精炼、提纯，以增强效果。糖虽然能作为一种营养物质提供能量，但也是一种化学品，会起到刺激大脑、产生快感的化学作用。

这些东西我们用得越多，大脑自然分泌的多巴胺就越少，脑细胞对其依赖性会提高，细胞中的多巴胺受体会减少。这一系列过程的结果就是所谓的负调节效应：我们需要更多的药物，才能产生和原来相同的快感。与此同时，进食和性行为带给我们的快感却越来越少。如果一种物质能够在大脑的奖励区激发快感，却不会产生负调节效应，就不会使人上瘾；如果它既能激发快感，又会产生负调节效应，就可能使人上瘾。糖符合这个定义吗？举个例子说明，我们热衷性行为，虽快感强烈，但不会因此上瘾。买一双新鞋，也会让很多人分泌多巴胺，但同样不会导致上瘾。

被喂食糖水的小鼠，表现出的快感显著高于可卡因和海洛因，即使小鼠已经对后两者上瘾也同样如此（虽然小鼠的表现会有犹豫）。法国科学家赛尔日·艾哈迈德（Serge Ahmed）曾做过实验。他首先向小鼠持续喂食可卡因药丸 1 个月左右，使其上瘾；然后同时提供糖丸，供其二选一，结果小鼠在两天内转向糖丸。艾哈迈德在报告中说，糖之所以能战胜可卡因，可能是因为大脑中负责感受糖的神经受体是可卡因的 14 倍。对猴子进行的相同实验也反映出一样的结果。

动物实验证实了一种传说中的方法，即含糖饮料可以被作为戒除毒品和酒精的好工具，它能让人产生快感，却仍保持清醒。同样都能起到分泌多巴胺的作用，同样都是上瘾，用糖总比毒品和酒精要好得多。正如神经学家詹姆斯·雷昂纳多（James Leonard）在 1 个世纪前观察到的，"毫无疑问，糖可以缓解渴求酒精造成的身体反应"。根据"戒酒匿名会的 12 个步骤"描述，当身体出现更多的渴求时，人们可使用糖果或甜食作为替代。确实如此，当美国在 1919 年发布禁酒令时，人均糖消费量翻倍，美国人大规模地从酒精转向了糖。巧合的是，随着禁酒令的实施，冰激凌消费出现"极大的增长"。到 1920 年，随着酿酒厂都改行成糖厂，美国的糖消费量创出纪录新高。《纽约时报》报道说："酒业的毁灭，成就了糖果、冰激凌和糖浆的新生。"5 年后，英国权威机构表示："这场由禁酒令导致的冰激凌消费大增长，对健康不利。"但美国的大学校长显然认为这样的改变相当划算："从没听说有哪个男人在吃多了糖以后回家打老婆。"

我们不该忘记这些过往：从 17 世纪以来，糖和甜品的产量以指数形式递增，以不可阻挡之势占领我们的饮食，主宰我们的生活。18 世纪的英国，人均糖消费量翻了 4 倍，从 4 磅（1.81 千克）到 18 磅（8.16 千克），然后在 19 世纪再翻 4 倍。同时期的美国，糖消费量增长达 16 倍。

20 世纪早期，在我们的饮食里，不管是早餐、午餐、晚餐还是零食，糖已经无处不在。营养学机构已经表明，我们对糖的需求造成的消费量增长，是一种上瘾的反应——"我们对糖的渴求和对酒精的渴求是相似的，源于心理上的满足感"。

如今，糖还是一切加工食品的原料，刻意避开它是一件需要毅力和决心才能完成的事：不光是那些明显发甜的食物含糖，比如糖果棒、饼干、冰激凌、巧克力、软饮料、果汁、运动功能饮料、冰红茶、果酱、果冻、谷物麦片（无论冷热）；糖也同样被添加在花生酱、沙拉酱、番茄酱、烧烤酱、罐头汤、冷切肉、午餐肉、培根、热狗、椒盐饼干、薯条、烤花生、意面酱、罐装西红柿和面包里。从 20 世纪 80 年代至今，加工食品行业一直宣传自己的产品低脂肪，特别是低饱和脂肪，所以更健康（更不用说"无麸质、无味精、零反式脂肪"）。相应地，糖被加入进来，弥补油脂缺失产生的热量缺口并用于提升口感。原本就含糖的食物，被去除了油脂，加入更多的糖，摇身一变成了健康食物。把酸奶脱脂，再加入糖，就变成了有益心脏的食品，被我们当作零食、早餐和午餐。仿佛整个食品工业都存在这么一条行规，或者说其产品都在传达这种信息：就算再少，也要放一些糖，有点甜味，否则我们这些已经适应了现代化生活的味蕾就无法忍受，转而购买竞争对手的产品。

就这样，糖和甜品一路走来，成为我们对爱和感激的同义词——"甜心、甜蜜蜜、甜言蜜语"。糖和甜品成为我们欢乐与庆祝时的奖赏（谁不想在开心的时候吃点甜的呢），不管是盛大庆祝还是小小奖励，一条巧克力、一个蛋筒冰激凌或一瓶可乐都是不错的选择。对于父母而言，甜品是对孩子的嘉奖，可以鼓励他们、赞赏他们，更能体现自己的关心和爱护，简直就是亲子交流的利器。

这种转变，其根本原因是糖的美味。我们不妨称之为"失神的瞬间"。换种说法，无论是对刚出生的婴儿，还是一个世纪以前的人们而言，如米歇尔·波伦的描述："那迷幻般的感觉，犹如找到了此生所爱。"其感官刺激和其他药品滥用的情形虽不一致，但也相差无几。因为它能提供营养，也因为服用后的效果比尼古丁、咖啡因和酒精这些东西温和，如明茨所说，糖保持着自己在道德、伦理方面的纯洁性，不仅不受宗教的指责，在健康方面也能免于指责。

营养学家们已经开始把慢性疾病的起因归类于几乎所有的饮食元素和环境因素了：脂肪和胆固醇、蛋白质和肉、麸质和糖蛋白、生长激素、雌性激素和抗生素、食物纤维、维生素、矿物质、盐分，还有加工食品、过量进食和活动不足等。他们承认糖在饮食中扮演的特殊角色前，还会强调我们仅仅是吃得太多了［如哈佛大学的弗雷德·斯太尔（Fred Stare）在 40 年前说的］。即使在近些年，有些机构呼吁糖才是真正的风险，但这些意见不仅被同僚当成耳旁风，更不会对这些视糖如奖赏、心理上深度依赖的大众们产生多少影响。

第2章

第一个一万年

德拉克洛瓦（M. Delacroix）是一位风趣而多产的作家，他曾向我抱怨糖价高昂，1磅超过5法郎。"啊～"，他用温柔又渴望的口吻感慨道，"如果买糖只花30美分，我情愿此生不喝白水。"如今，他的愿望已成真。

——让·安泰尔姆·布里亚-萨瓦兰
（Jean Anthelme Brillat-Savarin），
《味觉的生理学解释》
（*The Physiology of Taste*），1852

作为一种能量，所有植物或多或少都含糖。长久以来，为了保证供应，人们不断地尝试从各种物质中制糖，特别是有甜味的植物。在被糖取代前，蜂蜜曾在欧亚大陆被广泛使用。欧洲殖民者初抵美洲大陆时，发现当地没有蜂蜜，于是引进了蜜蜂，所以土著人称呼蜜蜂为"英国苍蝇"。土著人使用枫树糖浆做甜味剂，这项技术被殖民者学了过去（由于枫树糖浆的制作无须额外奴工，托马斯·杰斐逊夸赞枫树糖浆"品质优良，产量可观，妇人和女童即可操作，实乃天赐之物"）。但是枫树糖浆和蜂蜜都不能很好地溶于饮料，尤其是冷饮。二者虽沿用至今，但功能和数量都受限制，无法与糖匹敌。

就连被非洲村民当作甜味剂和饲料的古老作物高粱，也在 19 世纪末作为炼糖的候选者，成为甘蔗和甜菜的竞争对手。美国农业部曾将当时的情形描述为"如潮水般的热情"，可这股热情却随后被干旱和虫灾横扫一空。最后胜出者只有三位：甘蔗、甜菜和如今的高果糖浆。它们作为甜味剂不仅价格便宜，而且利于规模化生产，可以满足近乎无限的需求。

人类学家认为，人工培育甘蔗，始于 1 万年前的新几内亚地区，有神话为证：在新几内亚的创世故事中，作为始祖的男人和甘蔗交配，繁衍出人类。从植物学上来说，甘蔗是一种草，主茎多汁，长 1.8 米左右，全长 3.5 ～ 5.5 米，生长于热带。砍下的侧枝可成苗，一年到一年半成熟。以现代品种来说，甘蔗汁大部分是水，糖只占 17%，咀嚼食用，甜而不腻，还补充能量。也正因为如此，先民们才会不辞劳苦地培育甘蔗。早在精炼技术被发明前，甘蔗已经传播到印度、中国、菲律宾和印度尼西亚。

如果不精炼，甘蔗只能在当地消费和处理。收割一天后，甘蔗杆即开始发酵，逐渐变质。公元前 500 年，印度北部的农民开始制作粗糖。他们压榨甘蔗杆，得到汁液，再经过不断加热和冷却，蒸发液体，保留固态结晶，最终得到两种产品：一是糖浆，棕色黏稠状液体；二是结晶状的糖，这就是不辞辛苦与漫长等待后的成品。成品糖的颜色混杂，从棕到白不等，精炼越充分，成分越纯，颜色就越白。

当我们引入现代化的农机来辅助耕作后，每亩甘蔗田向人类提供的热量比其他农作物或动物品种都多。糖可以储存数年，运输便利，形态稳定直至使用。与天然的蜂蜜和枫树糖浆相比，精炼后的糖既无风味也无余味，只是充满纯粹甜味的结晶。除精炼食盐外，糖是另一种人类食用的纯化学品。能量上，每 1 克糖提供 4 千卡热量。

即使最终产品不需甜味，糖在食品加工领域也非常有用。这也是为什么在现代食品加工行业，糖的种类和名称如此丰富。糖有抑制微生物繁殖的功能，可用于保存水果或浆果，防止变质。19 世纪中期，糖的廉价为果冻和果酱的改革创造了条件（许多高糖食品的改革在此时发生，这只是其中的两件）。通过增加液体渗透压的方法，糖可以抑制浓缩牛奶和其他饮料中的霉菌与细菌。在腌制肉类中加糖，可以中和过度的咸味（反过来盐也可以增加糖的甜度）。糖是酵母的理想能量，可以促进面包发酵。糖的焦化反应给面包皮披上一层亮棕色。糖溶解后，不仅带来甜味，也让液体更加黏稠，带来食品科学家所说的碳酸饮料和果汁的"口感"。作为调味品，它激发了食物本身的味道，抑制苦味，增加质感。

当然，和糖作为甜味剂、营养品甚至是药品这样的功用比起来，上面这些只是细枝末节（2000 年前，糖在世界范围传播时曾客串过药品的角色）。佛教徒把糖从印度带入中国和日本。公元 7 世纪，穆斯林在默罕默德去世后开始扩张。在此之前，糖就已被穆斯林从中国经由波斯传至阿拉伯半岛。有个故事这么说：在一座植物园内，波斯帝国君主库斯罗一世（Chosroes I）向当地人要水喝，园中少女奉上一杯冰镇的甘蔗汁。库斯罗喝完后立即要求续杯，并意图窃据此园。他自言自语道："把他们都赶走，这座植物园必须是我的。"无论故事真假，库斯罗是将甘蔗引入波斯的功臣。再往后，穆斯林将甘蔗传至地中海沿岸地区：马耳他、西西里、塞浦路斯，以及西班牙南部和非洲东北部。

公元 10 世纪，除印度和中国，两个最大的产糖区分别位于波斯湾头部方向的两河流域三角洲和埃及的尼罗河峡谷。埃及人最先发展出传至后世的精炼工艺。据现存文献研究，统计当时埃及的皇室家族、元老的使用量，推测糖的每日产量可达 1000 磅（453.5 千克）。如果是开斋宴的庆典，用糖总量可达 75 吨。它们大多被雕刻成装饰品，摆上餐桌，被赴宴者直接吃掉，或在宴会后带走，施与邻里的乞丐。

公元 11 世纪，随着十字军东征，糖开始向欧洲渗透。当第一批十字军返回家乡，他们传述着关于甘蔗田的见闻。如亚琛的阿尔伯特记载："尽情地吮吸这种芦苇，让人愉悦的汁水吃多少也不够。"从那时起，十字军开始在攻占的土地努力寻找糖的踪迹。"糖是最宝贵的产品，为人类带来好处和健康。"一部当代编年史这样写道。

在十字军带着对糖的记忆返乡后，意大利的城邦开始通过海上和陆路，将糖运至欧洲北部和不列颠群岛。12 世纪末，亨利二世的厨房采购清单里出现了糖，被列为香料，这份采购清单成为英国首次有糖的记录。到 1288 年，爱德华一世（Edward I）王室的糖消费量全年超过 6200 磅（2812.3 千克）。

当糖初始向北方和东方传播时，它主要以药物的形式出现。正如日后的茶叶、咖啡、烟草和巧克力那样，它被用作装饰品、香料和防腐剂。（爱德华一世的儿子体弱多病，患有持续性感冒，被给予糖棒作为治疗的一部分。"没有效果，病人早逝"，文献如此记载。）13 世纪的托马斯·阿奎那（Thomas Aquinas）曾说，禁食期间无须禁糖，因为"我们要禁止的是摄入营养，而不是消化本身。所以，正如药物一样，糖也不会有碍禁食。"在此后的 500 年里，糖被作为药物的用量几乎和其他用途的用量一样多。"它几乎对身体的所有部位都有益，适合小孩、老人、病人和普通人。"詹姆斯·沃尔文写道，"它能预防和治疗疾病；缓解疲劳，消除虚弱。"

随着价格的缓缓下降，糖被用作甜味剂和食品的比例逐渐增加，并从药剂师的货架上慢慢消失。从"病人享有的特权"慢慢变成"贪吃者的美味"。14 世纪，糖开始出现在烹饪配方中；15 世纪，糖只是一种不太贵的普通原料，任何有能力负担它的家庭都可购入厨房。"直接说吧，没什么食物能拒绝糖。"当时的一位意大利美食家评论道。有些中世纪的英式菜肴能证明这点，比如配方里的"在牡蛎上撒糖"。另一个 16 世纪中期的德国评论家说："糖无损任何菜肴风味。"

制糖业和奴隶制

正如我之前说的，能够阻碍糖的，只有成本和可用性，它们受到土地和劳动力的限制。甘蔗只能生长在热带及周边地区，需要温暖的气候和充足的灌溉，比如漫长的雨季，以提供必要的水分。"旧世界"里环境适宜的土地早就种满了，这是土地的限制。劳动力方面：种植、收获、精炼，再加上保证产量，行销外地。这不是一家一户的农民能承担的工作。它需要用于压榨甘蔗、提取汁液的磨坊；煮沸汁液的容器和大量木柴；盛放结晶体的罐子，运输和存储的容器；以及用于运输的设施。

"这份工作简直糟糕透顶！"这是查尔斯·曼对制糖工作的描述，"在热带的烈日下，劈砍污黑、坚硬的甘蔗，汁水飞溅到身上，从头到脚都腻着一层糖汁和尘土混合的泥浆。"更不用说磨坊里面的场景，再加上宛如炼狱般的精炼间，这就是"制糖工厂"。要怎样的贫穷绝望才愿意干这个？想雇用一批制糖的工人，可真不是容易事。

于是，失去自由的奴隶成为解决方案。在制糖的热潮下，奴隶制和糖的紧密联系可以显示，我们的祖先们为了甜食和财富，愿意承担与维持怎样的残忍和暴行。

早期，糖和奴隶制密不可分。公元 7 世纪，人们开始在中东地区种植甘蔗，他们从东非购入奴隶，耕作土地。显而易见的是，奴隶被广泛地用于整个地中海地区的制糖业，和农民协同劳作。15 世纪早期，先是葡萄牙，随后是西班牙，他们的船只沿着非洲海岸线一路向南，开创了地理大发现时代。航海者一边贩卖黑奴，一边用奴隶耕作刚刚占领的殖民地，也就是那些比邻大西洋的岛屿：马德拉、亚速尔、佛得角、圣多美和普林西比、安诺本岛以及加纳利群岛。

1493 年，哥伦布在第二次航行时，第一个将糖带到了"新世界"。他最早到达的是加纳利群岛，同行的还有种植甘蔗的行家。甘蔗开始在伊斯帕尼奥拉岛（现在的海地和多美尼加共和国）肥沃的土壤中旺盛生长，7 天就能发芽（来自哥伦布的报告），而作为劳动者，美洲印第安奴隶们却承受疾病和死亡。1506 年，加纳利群岛出产的甘蔗被引入伊斯帕尼奥拉岛，岛上居民"凡建立糖厂的，即可获得 500 西班牙金币贷款"。10 年后，大量的糖被运回西班牙，作为给皇帝的献礼。到 1525 年，这条贸易航线"利润丰厚，糖、财宝和珍珠同船运输，由舰队护送航行"。

1499 年，哥伦布的领航员平松（Pinzón）在探索航行时，将糖带到巴西，此后的葡萄牙殖民者在巴西创建了新世界第一个大规模制糖产业。1526 年，精炼好的糖被运回葡萄牙，完成了糖业历史上第一次从新世界向旧世界的商品贸易。16 世纪，巴西人的制糖厂遍布全国，其蔗糖贸易占统治地位。至 16 世纪末，从这里向欧洲出口的糖每年超过 1 万磅（4535.9 千克，也有资料说是几万磅）。

最先到达墨西哥的西班牙征服者也带了糖。随着扩张的进行，他们建立了初期的制糖工业。科尔特斯（Cortés）本人的丰功伟绩，第一要数征服阿兹特克帝国（随之传入的天花和传染病亦功不可没），第二就是建立了两座最早期的甘蔗磨坊。1552 年，当冈萨罗·费尔南德斯·奥维耶多（Gonzalo Fernandez de Oviedo）的著作《墨西哥征服史》（*History of the Conquest of Mexico*）问世时，他坚信以墨西哥尚处于雏形期的制糖能力，足以满足"世界上所有基督教国家的需求"。与此同时，征服者也邂逅了当地的巧克力饮料，那时的配方不含糖，但有红辣椒调味。西班牙人对此不以为然，"不是人喝的饮料，只能去喂猪"。尽管如此，科尔特斯还是在 1527 年将可可豆作为礼物，献给皇帝查尔斯五世。到 16 世纪末期，西班牙贵族就开始在上午和下午时分，将巧克力和糖一起混合饮用了。

早期，西班牙人和葡萄牙人都役使美洲土著人耕作糖料种植园，但强迫性的劳动和从欧洲、非洲传入的传染病摧垮了这些人。于是西班牙人和葡萄牙人开始从非洲向新世界输送奴隶。当 17 世纪的法国人和英国人在加勒比地区建立殖民地后，他们同样开辟种植园，生产蔗糖，并且依赖非洲的奴隶收割甘蔗。

1607 年，英国人开始尝试在新世界的第一块永久性殖民地——弗吉尼亚州的詹姆斯城种植甘蔗，但气候并不太适宜。17 世纪 40 年代，英国人在巴巴多斯试种并获得成功，然后扩展到牙买加。在此之前，荷兰难民从巴西出逃，手把手地向英国人传授种植和精炼甘蔗的技艺，[○]英国人的成功就来源于此。在被牙买加后

○　最初占领巴西北部的是荷兰人，但从 1635 年开始，历经纠葛，终于在 1654 年，被垂涎于制糖丰厚利润的葡萄牙人赶了出去，并从此定居在巴巴多斯和牙买加。

来居上前，巴巴多斯一直是糖产量最大的岛屿，岛上的奴隶 1683 年超过 4.6 万人。到 19 世纪 30 年代末，当英国的废奴主义者终结奴隶买卖时，有 1250 万非洲人被运至新世界为奴，其中 2/3 被用于耕作和精炼糖。

靠"白色黄金"发家致富

从 17 世纪到 19 世纪，糖的经济和政治地位等同于 20 世纪的石油，影响到战争的开启、帝国的建立、财富的积累和丧失。到 1775 年，糖被冠以"糖王"或"白色黄金"之名，在全英国进口货物中排名第五，五倍于烟草。科学历史学家罗伯特·普罗克特（Robert Proctor）将这种现实描述为"除烟草外的第二种瘾"——无论是英国还是美国政府都对制糖业大加鼓励，因为只要制糖业有利润，政府就有税款。糖是完美的征税目标：产地位于热带的殖民地，所以商品的进口容易掌控，既是全球通行的消费品，又不是生活所必需（当时还不是）。（茶叶也是一样，在同一时代，加糖调味的茶叶开始在整个英联邦帝国流行。）英国政府从 17 世纪末开始对进口自加勒比地区的糖和烟草课税。一个世纪后，美国人在独立战争结束后也开始征收此税，显然他们知道这种税收的规模有多大，会给一个刚刚建立的国家带来怎样的帮助。

加勒比海岛的产糖利润非常丰厚，以至于可以专事生产，并进口所有生活必需品。为了响应这种需求，美国殖民地开始生产这些必需品，向产糖地区供货。当英国西印度公司在 17 世纪 60 年代从荷兰人手中抢夺纽约城（那时叫新阿姆斯特丹）并建立据点时，其的确掌握通往北美大陆的出海口。如此一来，奴隶、粗糖和黑糖的贸易才得以达成。1667 年，荷兰人同意将纽约城的控制权交给英国人。作为交换条件，荷兰人得到了圭亚那（如今的苏里南）和当地的糖料种植园。到 18 世纪 90 年代，美国人终于成功地在路易斯安纳州种上了甘蔗，而此时的东北沿岸地区早已经遍布精炼厂，加工从加勒比地区运来的粗糖。1810 年，有 33 家精炼厂开工运行，到了 1860 年，仅仅在纽约就有 18 家精炼厂。

很多纽约最富有的家庭，就是靠当年的制糖行业发的家。它们或是开精炼厂、开糖果店，或是做贸易商，将糖和糖浆进口至纽约，将朗姆酒出口到非洲，再运奴隶至加勒比地区，同时向那里的岛民运输食物等生活必需品，"否则这些西印度的种植园就无法生存"。1764，英国开始对殖民地的糖浆征税，这个举措激发了后来的革命，并最终导致独立战争。约翰·亚当斯（John Adams）在 1775 年写道："我们不该羞于承认，糖浆的问题是导致美国独立战争的重要因素，很多大事件都是由小因素导致的。"

茜德尼·明茨将早期糖业历史的转变描述为："从国王的珍宝变成平民的奢侈。"19 世纪早期，大英帝国完成了这种转变，人均糖消费量达到每年 20 磅（9.07 千克）。在随后的几十年里，糖的普及更进一步，成为如面包一般的必需品。这项转变的标志性事件发生在 1874 年，政府正式废除了糖的进口税。理由是，用国会的话来讲，"糖已经成为儿童的欢乐和老年人的慰藉"，而且非常"富有营养，有益健康"。如此一来，人们无论贫穷还是富有，都应享有同样的购买和消费糖的权利。1890 年，美国国会开始辩论同样的问题——是否废除糖的进口税，这当然不会通过，据《纽约时报》报道，仅在 19 世纪 80 年代，联邦政府在此项目上的税收就超过5 亿美元。

有两个因素促使糖从富人的奢侈变为全民的狂欢。一个是甜菜制糖业的发展，使得原料的产地从热带地区扩展到温带地区。对美国而言，这是一片宽 3200 千米，横跨东西两岸的广阔地区。这种发展也对欧洲和亚洲国家产生影响，特别是德国、澳大利亚和俄罗斯，这些亚热带国家或是亚热带殖民地国家，终于可以自己生产糖了。

早在 18 世纪 40 年代，德国化学家就从甜菜中提取和精炼出糖，但没能成功商业化。（诺埃尔·迪尔在《糖的历史》一书中提到德国第一批甜菜制糖企业"可以生产，但无利可图"。）1811年，英国在拿破仑战争时期对欧洲禁运，切断了对法国的贸易，停止交易包括糖在内的商品。法国博物学者和银行家本杰明·德拉瑟（Benjamin Delessert）成功地研究出从甜菜中炼糖，且不会成本过高而破产的办法。拿破仑专门前往德拉瑟的制糖厂，向他颁发法国荣誉军团勋章。在一篇对法国商会的演讲中，拿破仑说英国人可以把他们的蔗糖"扔进泰晤士河"，因为它们在欧洲大陆再也卖不出去了。拿破仑划拨了 8 万英亩（323.74 平方千米）的土地用于耕种甜菜，又成立技术中心传授制造和经营的体系。仅仅 3 年，法国成立了超过 300 家甜菜制糖厂。

随着拿破仑战败，英国在 1814 年解除了对欧洲大陆的贸易封锁，加勒比的廉价糖重新冲入欧洲，甜菜制糖企业无法竞争，法国的甜菜制糖业也随即脱轨。然而，英国从 19 世纪 30 年代开始废奴运动，这让加勒比地区的甘蔗生产陷入停滞，给甜菜制糖产业提供了恢复活力的机会。19 世纪 50 年代，产自欧洲和俄国的甜菜糖占世界总产量的 15%。到 1880 年，甜菜糖的产量已经超过蔗糖，而总产量在这 40 年间翻了 5 倍。

当美国在 1862 年成立农业部时，其最大目标就是促进甜菜制糖的发展。[⊖]农业部发起的第一批任务之一，是调查不同种类甜菜的含糖量。6 年后，农业部的委员宣称："正是因为美国政府对甜菜制糖产业的扶持，才让其成为业内翘楚，造福大众。"

飞入寻常百姓家

让糖占据饮食中重要位置，成为生活必需品的第二个原因，是科学技术。1765 年，瓦特的蒸汽机掀起工业革命的序幕，彻底改变了制糖业，就像它改变其他工业一样。20 世纪 20 年代，糖精炼厂一天的产能可达几百万磅，相当于 19 世纪 20 年代整整 10 年的产量。

既然糖变得如此便宜，人人皆可承担，它的消费方式自然也随之变化。放糖的热饮和烘焙糕点随处可见；有了糖渍的工艺，水果

⊖ 科学技术对制糖业的影响不容小觑，黛博·简·沃纳（Deborah Jean Warner）曾任美国国家历史博物馆馆长，是《甜蜜之物》（*Sweet Stuff*）的作者。她说甜菜是第一种高度依赖科学技术提高产量和控制质量的农作物。当美国化学会在 1876 年成立时，发起人大多是研究制糖的化学家。

即使过季也能保存；果酱和果冻也成了价格低廉的甜味零食。从19世纪中期起，甜点的概念首次走上餐桌，餐后甜点成了应有的期待。工厂里出现了工间小休，工人们利用这段时间享受点尼古丁、咖啡因和糖；无论是香烟、咖啡、茶，还是加糖的饼干和糖果，都可低价买到。

这个时代的食品工业，充分利用现代化的力量，开发出全新的、可量产的食品，批量制造，行销世界。19世纪40年代，马克·吐温（Mark Twain）在描写童年记忆时说，叔叔在佛罗里达州的密苏里开了家杂货店，店里总是大批采购蔗糖和糖浆。那个时候的商店虽然经营蔗糖，但还没有如今被大量消费的糖果、冰激凌、巧克力棒、盒装蛋糕、饼干、软饮料和果汁，所有这些要在50年后才会出现。随着工业的发展，这些食品被大量生产，通过铁路网送向全国。这些加工食品被装瓶、打包、贴上好看的标签。销售部门巧妙宣传，大力推广，创立所谓的品牌忠诚度。妇女和儿童是它们天然的目标客户，糖果成为童年的标志。

很多企业都使用糖制作食品，但有些并非为了甜味。比如说面粉磨坊，这是自19世纪以来被改变的众多产业之一。磨坊以前出产的面粉从未像今天这样洁白、细腻，看着漂亮，却缺乏营养到虫子都不爱吃。烘焙师在面粉中加糖，既能加速发酵，也能提高成品的口感。在20世纪的几十年间，面包中的含糖量稳步提升，不断满足人们嗜糖的口味。[1990年出版的《糖：使用者指南》（*Sugar: A User's Guide*）一书中说，足以代表美国孩子童年的白面包，含糖量超过10%，而欧洲的类似产品只有大概2%的含糖量。]

自 19 世纪 40 年代，5 个以糖为主要原料的行业涌现出来，它们制造、分销、不遗余力地宣传这些饮料和食品，让其进入我们的饮食习惯，融入我们的生活。我们只要想想烟草对香烟的意义，就能明白糖和这些食品的关联（这些食品的目标客户都是孩子）。果汁、运动饮料，尤其是早餐麦片，会在一个世纪后登上舞台，在第二次世界大战后的几十年里大行其道。

糖果

1847 年，波士顿药剂师奥利弗·蔡司（Oliver Chase）发明出可以大量制造菱形糖果的机器，创立了现代糖果业。蔡司的人力机器先是被畜力取代，然后是蒸汽和电力。原先只能由富人享受的手工糖果，经过大量生产，成为美国人消费的美味。糖果店是一个"展示成年人的骄傲"的地方。正如历史学家文迪·沃罗森（Wendy A. Woloson）在《精炼的美味》（*Refined Tastes*）中的描述，糖果店是"早期美国资本家孩子们的俱乐部"。1876 年，费城举办百年纪念展，有 20 家公司的展品是由机器批量生产的糖果。1903 年，《纽约时报》估计，仅在美国，糖果业的年销售额可达 1.5 亿美元，而这一消费在 25 年前几乎不存在。

巧克力

巧克力的历史同样可追溯至 19 世纪 40 年代，瑞士甜品商林特兄弟发明了将巧克力粉固化成条状，并且工业化生产的办法。在此之前，巧克力只是一种热饮，只有法国高端甜品商知道如何制作可食用的固态巧克力。到 19 世纪末，全美国的工厂都开始使用自动包装单条巧克力的机器。其中，密尔顿·郝尔希（Milton Hershey）将巧克力和牛奶混合，创造出一款更甜、味道更好、更受孩子们欢迎的产品。这种在 20 世纪的巧克力品类中占重要地位的产品，起源和发展于 1886 年（克拉克巧克力）至 20 世纪 30 年代早期——1896 年的土特西卷，1900 年的好时牛奶巧克力，1906 年的好时之吻，1908 年的三角巧克力，1914 年的希斯条，1920 年的欧亨利，1921 年的宝贝露丝，1923 年的牛奶天路，1925 年的好先生巧克力，1926 年的牛奶外衣，1928 年的里斯黄油花生杯，1930 年的士力架，1931 年的土特西棒棒糖，1932 年的火星与三个火枪手巧克力。

冰激凌

冰激凌，从 17 世纪晚期诞生起，一直是富人的专享食品。到 18 世纪中期，吃冰激凌在美国相当少见，是值得登报宣传的事情。想把冰激凌变成大众消费，除了糖的价格足够低廉，还要有能稳定供应的冰块或是可以制作并储存它们的冰箱才行。制冰行业在 19 世纪迎来了大发展，人们在冬天从北方的河流、湖泊或池塘里获取冰块，全年储藏。第一台冰箱是在 1843 年发明的，发明人南希·约翰逊（Nancy Johnson）是费城的一个手艺人。

冰激凌的批量生产，始于一位马里兰的牛奶经销商雅各布·法瑟（Jacob Fussell）。1851 年，他把一批找不到买家的奶油加入糖，冷冻成冰激凌，以 25 美分 1 夸脱（1.101 升）的价格销售，结果供不应求。从此法瑟就干起了冰激凌的批发生意，他先在靠近奶油产地的宾夕法尼亚州开了一家工厂，然后在靠近客户的巴尔的摩又开了一家，后来在华盛顿、波士顿和纽约都分别建厂。在英国，一名叫卡洛·加蒂（Carlo Gatti）的意大利面点生产商从19世纪50年代开始率先大规模生产冰激凌。

生产冰激凌可能是一项美国领先的技术。19世纪80年代，药剂师开始在冰激凌中加入苏打水，这种方法他们已经用了40年[○]（最早只是苏打水，后来加入各种口味和甜味剂）。结果就是，如沃罗森所说："这不仅是一种新食品，而且是一个新店铺——苏打冰激凌喷泉店。"1892年，圣代冰激凌被发明出来；1904年，在圣路易斯举办的世博会上，[○]圆筒冰激凌独领风骚；1919年，爱斯基摩雪糕出现；1923年，棒冰问世。

软饮料

后来出现的苏打汽水、胡椒博士、可口可乐和百事可乐都创立于19世纪80年代。尤其是后两者，如绝代双骄般统治了20世纪晚期的整个行业，生产商将这种经过调味、含咖啡因和糖的饮料卖到全世界的每一个角落。

起源于药水（有专利配方）的软饮料，在19世纪后半叶成为利润

○ 苏打水由乔瑟夫·普利斯特列（Joseph Priestley）于1767年发明。
○ 在很多关于发明的传说中，有一种可能是真的。欧内斯特·哈姆威（Ernest Hamwi）是一名华夫饼生产商，他的展会席位挨着一家冰激凌经销商。哈姆威见冰激凌店铺的纸杯用完了，便将自己的华夫饼卷成圆筒供其使用，圆筒冰激凌就此诞生。

丰厚的行业。可口可乐的概念源自约翰·彭伯顿，一位拥有专利配方的亚特兰大制造商，他的方法是将维·马里亚尼（一种非常流行的法国酒，托马斯·爱迪生、赫伯特·乔治·威尔斯、美国总统威廉·麦金利和另外六位法国总统都喜欢此酒）混合古柯叶（可卡因）和可乐果的粉末，再用冷饮机加入碳酸。1885 年，彭伯顿所在的郡（位于佐治亚州）通过投票表决，禁止销售酒精，于是彭伯顿把酒从配方中取消，并加入糖，用以掩盖可乐果和古柯叶的苦味。他在产品宣传中写道："不仅味道甘美，令人神清气爽，精神振奋……还是大脑的补剂、神经疾病的良药，能够有效治疗头痛、神经痛、癔症、抑郁等。"

　　1891 年，彭伯顿将可口可乐的专利以 2300 美元卖给了一位名为阿萨·坎德勒（Asa Candler）的前药店职员。坎德勒也是一位专利药剂的生产者，他成功地建立起一套分销网络，在 4 年内把产品推销到美国每一个角落的饮料机，此外还远销加拿大和墨西哥。1902 年，随着美国全国对可卡因添加的热议，坎德勒悄悄地取消了配方中的古柯叶，似乎也未对销售构成影响。从此，可口可乐每年花费巨资做广告。当阿萨的哥哥约翰·坎德勒被问及可口可乐的宣传渠道时，他回答："所有渠道。"到 1913 年，可口可乐的广告费用提升至每年 100 万美元，其广告被放在超过 1 亿件物品上，包括温度计、广告板、火柴盒、记事本和棒球卡。百事可乐（最早被称为"毛孩子特饮"）的诞生比可口可乐晚 13 年，从名字上就能看出，它是可口可乐的直接竞争者。百事可乐的销售曾呈现指数型增长，其糖浆销量在 1904 ～ 1907 年翻了 10 倍。到1908 年年底，百事在美国 24 个州注册了超过 250 家灌装厂。

历史上，糖消费的唯一受挫发生在第一次世界大战期间，但也只是暂时的。战争对欧洲和俄国的甜菜糖生产造成影响，其总量占全世界流通量的 1/3。为弥补这个缺口，古巴和美国趁机增加了产量，同样增加产量的还有全世界 50 多个国家。在经历了战争期间的配给制后，美国人在战后的糖消费量呈现出前所未有的增长。但欧洲在战后增长缓慢，仅仅逐渐恢复至战前水平。一位糖业高管在 1921 年对《纽约时报》的记者说："欧洲人好像丢弃了吃糖的嗜好，他们习惯了战争期间没有糖的日子，大多数人乐于如此。虽然有些人是迫不得已的，但也有些人是主动减糖。如果想让欧洲人返回原来的状态，必须要有强力的宣传加教育才能成功。"

此时，美国制糖业的总销量已达人均 100 磅（45 千克）一年，创历史新高。美国人每年喝掉超过 30 亿瓶软饮料。无论是记者、历史学家，还是糖业的高管，都惊讶于制糖业在过去百年里创造的辉煌业绩，这一成就改变了美国食物供给的根本结构。

第3章

烟草与糖的联姻

这一研究的必要性，不仅因为香烟在美国的销量创历史新高，也因为这种烟草和糖联姻的产品，即美式混合型香烟，在全世界快速流行。

——《烟草和糖》(*Tobacco and Sugar*)，
美国糖业研究基金会，1950 年 10 月本书的主题是，大量吃糖的习惯可能对身体造成严重影响。除此以外，工业革命导致吸烟流行，这是另一个对健康产生重大影响的习惯。美式混合型烟草在 20 世纪上半叶流行全球，世界范围的肺癌也随之而来。

工业革命前，糖尿病是一种相当罕见的疾病（至少是被确诊的），糖的消费量增加后，糖尿病的发病率显著增加。肺癌也是这样，本来很少见，全美的肺癌确诊病例在 1900 年以前总共只有 150 起，却在香烟销量大增后泛滥成灾。骆驼牌香烟是第一种采用混合烟草的香烟。1914 年，就在雷诺兹引入骆驼牌香烟后的第一年，肺癌正式在美国被列为需要关注的致命疾病，全国共发现病例 400 个。到 1930 年，死亡人数增加了 7 倍。1945 年，超过 1.2 万名美国人死于肺癌。2005 年的流行病学统计显示，肺癌致死率达到历史最高，总数超过 16.3 万人。

有一个很少被提及的故事，罗伯特·普罗克特曾在 2011 年为揭露烟草工业做出杰出贡献，他在《金色的毁灭》（*Golden Holocaust*）一书中说，糖曾经，也一直都在肺癌的发展中扮演重要角色。普罗克和我都倚重的历史资料，一份 1950 年由美国糖业研究基金会（Sugar Research Foundation，SRF）⊖ 撰写的报告说："糖对烟叶的作用美妙绝伦，外行人低估了这一影响。"

如果你觉得糖的危害没有烟草大，不妨先想一下这个问题：香烟本身的成瘾性和危害可能都没有糖大。惠特曼·加纳

⊖　这份报告来自几十位科研和管理人员，其中多人任职于美国农业部。

（Wightman Garner）曾是美国农业部烟草分部的主任，1950年他对美国糖业研究基金会说（当时美国农业部对烟草行业的成就相当自豪）："要不是有糖帮忙，美国的混合型烟草才不会在 21 世纪上半叶如此光辉耀眼。"

烟草的进化史

直到 20 世纪早期，大多数美国人还在抽雪茄、烟斗或者口嚼烟草，很少有人把烟吸入肺中。直到 20 世纪 20 年代中期，烟草才压过雪茄和烟斗（以烟草的消费量计算），部分原因是参与了第一次世界大战的年轻美国人被配给了香烟，还有就是美国混合型香烟的不断扩张。雷诺兹引入骆驼牌香烟仅 2 年，骆驼已成为美国最畅销的香烟品牌；8 年内，骆驼牌香烟的销量已占全国总销量的40%。到 20 世纪 30 年代，美国烟草制造商几乎只生产混合型烟草。在征服国内市场后，和可口可乐、百事可乐一样，美式混合型烟草也踏上了征服世界之路，第二次世界大战为它提供了不可估量的帮助。

香烟成瘾和致癌的关键在于是否将烟气吸入肺部。肺部的表面积展开可达半个网球场大小。烟气深入肺部，尼古丁被充分吸收。[口腔对尼古丁的吸收率不超过 5%，根据惠特曼 1946 年的《烟草的生产》（ *The Production of Tobacco* ）一书，烟气深入肺部后，大部分尼古丁被肺部吸收。] 除此以外，在接触烟气后，肺部极大的表面积还会促使细胞癌变，所以对尼古丁的满足感会促发癌症。按照普罗克特的说法，烟草行业本可以把香烟做得难以吸入，这样肺部吸入的尼古丁减少，成瘾和致癌的比例都能降低。但如此一来，香烟的销量会下降，消费者就不买这么多了。

美式混合型烟草是一种混合不同种类烟叶的烟草。其70%的成分由两种烟草构成：一种是风干的肯塔基或伯利烟草，另一种是烤干的弗吉尼亚烟草。是烤烟使吸入成为可能，这是19世纪六七十年代烟草业的最大创新，如普罗克特所说，烤烟可能是现代工业文明创造的最致命物质，火药和原子弹加在一起都没它杀的人多。

烤烟是将烟叶放在金属架上，提高环境温度，加热空气，烘焙烟叶。这个过程大约持续半个星期，烟叶在固定颜色的同时会破坏一种酶，这种酶的功能是降解糖分。新鲜的烟叶含有较高的碳水化合物（干烟叶的碳水化合物占总重的50%），但糖分不高，只有3%。经烘焙加工后，糖分升高到22%，主要是果糖。糖业研究基金会在1950年的报告中说："这是一个大规模将淀粉转换成果糖的过程。"同样的情况可类比香蕉，香蕉在被收割后开始转化并成熟。

烤烟中的糖分正是烟雾可被吸入的原因，含糖量高的烟叶，燃烧后的烟雾偏酸性。碱性的烟雾会刺激呼吸道黏膜，导致咳嗽，而酸性烟雾没有这些问题。德国学者在20世纪30年代曾指出，很多人不能吸入烟斗和雪茄产生的碱性烟雾，但是可以吸入富含糖分的、烤烟型的烟叶产生的烟雾。这就是糖在混合型烟草中所扮演的两个角色：帮助吸入和导致上瘾。

在骆驼牌上市前，几乎所有香烟都是烤烟，虽然可吸入，但烟雾中含尼古丁并不多，而且尼古丁不容易被肺部吸收。用天然工艺产生的烟叶糖含量越多，尼古丁成分就越少，尼古丁被吸收的也越少。如此一来，从吸食烟草中获得的满足感也没那么大，至少雪茄、烟斗和咀嚼烟草都是如此，使用由风干法制作的伯利烟叶，初涉烟草的人对其依赖性也相对较小。

甜蜜的"联姻"

1911 年，美国最高法院以一家独大，违反《谢尔曼反托拉斯法》的理由，将美国烟草公司分拆成四家小公司。其中一家就是雷诺兹，它曾经销售咀嚼烟草，现在转为经营香烟。雷诺兹的骆驼牌香烟使用混合型的烟草，包含曾用于咀嚼烟草的伯利烟草和传统的弗吉尼亚烤烟（还有些日晒的东方烟草，其工艺产生的含糖量介于伯利烟草和弗吉尼亚烟草之间，再加上少量的其他烟草）。

相比较弗吉尼亚烟草，伯利烟草尼古丁含量相对较高，但由于烟雾呈碱性，所以实际上很难被吸入。更重要的是，经过风干工艺后的伯利烟草完全不含糖。1946 年，惠特曼·加纳认为这是个"负面属性"。但是 1913 年，这个问题被咀嚼烟草制造商解决了，所以当伯利烟草被引入骆驼牌时，已经是加了糖的。

伯利烟叶多孔，易于吸水。这一特性最早被密苏里和肯塔基的烟农发现，用来吸收糖浆。他们把干燥好的烟叶浸在糖浆中腌制，糖浆可能是包含了蜂蜜、枫树糖浆、黑糖、水果糖浆、甘草汁和其他甜味剂的混合液。[⊖]正如糖业研究基金会指出的："这和食品加工的情况相同，糖分增强了香味。"通过糖渍工艺，伯利烟草最多可吸收烟草自重 50% 的糖。制造咀嚼烟草的公司通过这种工艺给产品添加甜味，并且降低了成本，因为同等重量的烟草比糖更值钱。（19 世纪 80 年代，弗吉尼亚的烟农在批评竞争对手的甜味烟草时说："北方佬的烟叶味道简直变态，他们才不在乎烟草，他们只在乎甜味和钱。"）

雷诺兹公司混入骆驼牌香烟的，正是这种加糖的伯利烟草。这一决定被后来的美国糖业研究基金会称为"是必需的举措（因为以前的库存），也是对市场和趋势的正确判断"。不管怎样，如果它们的目标是向肺部最大化地输送尼古丁和致癌物，没什么比它更好的方法了，美国的烟草业也的确是这么做的。

到 1929 年，美国的烟草种植者每年消费 5000 万磅（22 679.6吨）糖，用于腌制烟叶，生产 1200 亿支香烟。[⊖]糖可以平衡烟雾中的碱性成分，最大化烟雾吸入量，输送尽可能多的尼古丁进入肺部。烟草中的糖分在燃烧时会产生"焦糖化"反应（化学上称为裂解），焦糖化的产物为烟雾增加了香甜、愉悦的味道，吸引女性和青少年。（美国糖业研究基金会报告说："焦糖化反应为吸烟增加了风味和享受，正如它在甜品和烘焙中的作用。"）

⊖　当甜味的咀嚼烟草在 19 世纪 30 年代被第一次制作出来时，正如杜克大学的历史学家南妮・梅（Nannie May）在 1972 年的书中写的"销量极佳"。首先使用此工艺的烟草种植者们"在数年内就积累了大量财富"。

⊖　到 1939 年，根据美国糖业研究基金会的报告，40% 美国产枫树糖浆和几乎全部的加拿大进口枫树糖浆都被用于生产甜味烟草。

从 20 世纪 70 年代起，毒理学家和癌症学者开始研究糖在香烟中的作用，他们的发现证实了美国糖业研究基金会 1950 年的报告。2006 年，荷兰的毒理学家解释道："香烟的含糖量越高，能接受烟雾（直接吸入的）的消费者就越多。"关于含糖烟草在燃烧后产生的酸性烟雾，学者们指出了一个有趣又可悲的事实：香烟的燃烧越靠近根部，烟雾酸性越强，会产生一种化学上的"酸化缓冲"效应，降低尼古丁的吸收率。但这样一来，随着香烟的燃烧，人对尼古丁的满足感会下降，反而会倾向于时间更长、更深地嘬吸香烟。结果就是：当你吸得最深的时候，烟雾中含的焦油和致癌物也刚好达到最浓。这种情况在风干工艺的烟草中正好相反，由于烟雾呈碱性，碱性越大，烟雾也越呛，从而抑制了吸入的欲望。

美国糖业研究基金会 1950 年发表了关于糖和烟草的研究报告；4 年后，美国农业部的惠特曼·加纳确认了糖在促使香烟行业爆炸式大发展中的关键作用。但那时他们没有理由思考负面效果，只想着如何让制糖业搭上香烟业发展的快车，获取更多好处。美国糖业研究基金会的报告中说："这项重要技术让糖在烟草制品，特别是香烟中的应用前景无限宽广。未来的增长会在很大程度上依赖美式混合型香烟的国内外需求。未来应考虑增加蔗糖和甜菜糖的供应，以弥补烟草业对糖的需求。"14 年后，医学研究报告终于将香烟和肺癌正式挂钩，这也给了制糖业一个反思的机会，让它重新思考自己扮演的角色。美国糖业研究基金会有一点说得没错：正是"烟草和糖的联姻"，让美国烟草成功地走向全球。只是在收获巨大成功的同时，这也给人们带来了肺癌。

第4章

一个特殊的恶魔

1937 年，《华尔街日报》的所有者巴伦（C. W. Barron）对投资做出精明扼要的评论：如果要在股票市场投资，就应该投给那些满足我们恶习的公司。"在不景气的日子里，我们会放弃很多东西，"他说道，"而保留到最后的，是我们的恶习。"

乔治·奥威尔在同年发表过类似见解，他的《通往维根码头之路》（*The Road to Wigan Pier*）在非常不同的语境下描写了北部英格兰矿工的贫穷状况。在长期的巨大压抑中，奥威尔注意到，一种被他称为"廉价奢侈品"的商品十分畅销。他写道："尤其邪恶的是，即使没有橙汁和饼干，富人也能安享早餐，但失业的人不行……当你没有工作，饿着肚子，疲倦、无聊又悲惨的时候，你才不会想吃什么健康食品，你要的是一点'美味'，总会有一些既便宜而又让人愉悦的食物引诱你。"

这种观察足以解释糖业的欣欣向荣。无论生活多难，糖果、冰激凌和软饮料等具有"萧条免疫"属性的产品都能屹立不倒。大萧条期间，糖的年人均消费量比 1920 年高 16 磅（7.25 千克）。糖果的消费量稳步攀升，可口可乐业绩飙升，就连 1931 年第一次宣布破产的百事可乐也是一样。如果一位投资者在 1929 年以最高交易价买入可口可乐公司的股票，在整个大萧条期间持有，最后在 1938 年以最低交易价卖出，他将获得 225% 的收益（正如巴伦的建议）。在大萧条期间，根据位于纽约的斯拉夫特连锁餐厅的报告，"早餐中包含可乐，或是只有可乐"。至于健康食物，人们要等有钱了才会买。

直到 20 世纪的最后几年，即使不是每年都增长，糖的消费量从长期来看也一直在提高。糖拥有一些基本农产品才享有的特点：需求和供应相对的免疫价格波动——就是经济学家说的"缺乏价格弹性"。如经济学家斯提芬·马克斯（Stephen Marks）和基斯·马库斯（Keith Maskus）所说，价格提高不会导致消费降低，而会刺激生产，为生产者带来更多利润。而价格的下跌却会导致更旺盛的需求和生产。生产和消费的曲线一直稳步向上。

对制糖业而言，行业周期总是从生产不足开始。比如说风暴或干旱导致热带产区的甘蔗歉收；欧洲或亚洲的战争影响甜菜糖生产，或导致贸易禁售。糖的供应减少了，于是价格升高，储备库存快速耗尽，大众需要恢复供应。美国精炼糖公司的总裁厄尔·巴布斯特（Earl Babst）说，第一次世界大战期间的配给制，导致了"疯狂而不正常的需求"。世界各地的生产者为了满足市场需求，纷纷增加种植甘蔗或甜菜，兴建更多炼制厂。他们种得越多，精炼、销售得越多，利润就越高。

一旦干扰糖供应的因素停止，一切回归正常，糖的供应就超过了需求。由于甘蔗一旦种植就可连续收割五六年，农民会持续收割甘蔗，直到种植成本高于产出为止。产出的甘蔗会加以精炼，最终导致白糖供应过剩，价格骤然下降。《时代》杂志在 1945 年的刊物上说："不健康的经济和不道德的政治家导致厂家在战争年代产量不足，在和平年代又生产太多。"甘蔗的种植者和精炼厂都不愿通过降低产量的方法来控制价格，因为不论是甘蔗还是甜菜，这些种植糖料的土地都不太适合耕作其他作物。

　　为了解决供过于求的问题，制糖业游说政府改变国家政策：一方面收紧进口，另一方面向国内制糖业提供补贴。这样既能停止亏损，还能保留国内甘蔗的种植和精炼。与此同时，制糖业勤勉地在全球推动糖的消费，在更多领域寻求应用，甚至向公众直接促销。这些策略包括引诱原本进口和消费糖较少的国家——比如说中国，从 1931 年开始增加消费。

　　20 世纪 30 年代中期，美国国会通过了《糖业法案》，该法案和修正案将持续 40 年的效力。美国国内的制糖业已分布十分广泛。北部、中部和西部种植甜菜，南部种植甘蔗，沿海地区开精炼厂；还有和糖业相关的行业，如糖果、苏打水和油漆（糖是一种重要的油漆成分）——据《纽约时报》报道，富兰克林·罗斯福总统曾说糖业的游说团体是"我今生所知的，继承了国家资本且最有影响力的游说团体"。《糖业法案》保证了在美国从事生产和精炼糖的生意包赚不赔，设定了粗糖的价格（比国际价格稍高），限制了国内的生产，还对进口进行配额。《糖业法案》允许制糖业为尚未生产的糖，或是卖不出去的糖申请补贴——用《纽约时报》的话说，是"向生产商输送利益"。最后的结果是，进口限额和价格补贴导致价格提高，而这显然无法阻止我们买糖。

　　科技进步总能造福制糖业，高糖食品被做成更便利的形式提供给消费者。20 世纪 30 年代出现了有制冷功能的自动售货机，电冰箱价格大幅下降，走入寻常百姓家。到 1935 年，不到 200 美元的电冰箱，一年内卖出 150 万台。有史以来，消费者第一次不用离开家，就能轻松喝到冰镇饮料和品尝冰激凌了。为了满足家用，可口可乐和百事可乐开始在超市里销售 6 瓶套装和整箱饮料，并制作了专门针对女性和孩子的广告。在美国尚未进入第二次世界大战的 6 年间，国内软饮料销量增加近 4 倍，从 2 亿增加到 7.5 亿。

战争阻碍了糖消费量的增长，但就像第一次世界大战一样，这只是暂时的。1942 年美国开始对糖实行配给制。亚洲、欧洲和南太平洋地区不再对西方供糖，美国国内生产的黑糖成为战争物资，用于生产酒精（主要用于生产合成橡胶和爆炸物）。美国甚为倚靠的古巴产糖区遭遇龙卷风和干旱，干扰了生产。1945 年，糖在美国的人均年消费量仅 70 磅（31.75 千克），创出了自 19 世纪 80 年代以来的低点。一位经济学家将其称为"史上最惨的糖荒"。

居民的用糖指标被分配给 1100 万的军方人员，根据 1945 年的美国国会数据，当时美国军方的人均年消费量是 220 磅（99.79 千克）。这一数字是士兵们战前分配量的 2 倍，是非战斗人员分配量的 3 倍。国会调查员认为这一数字有点大，但为了避免干扰战事，不愿对此指手画脚。委员会指出："还是应该呼吁一下，让有责任感的指挥官们认识到国内居民用糖紧张的情况，尽可能要求部下节省使用。"

糖类消费的战后反弹

战争结束后，官方开始宣传白糖和糖果的种种好处，"让我们的战士提高效率"。仅军方自己每年采购的糖果就超过 1 亿磅

（45 359.2 千克）。K 型军粮和 D 型应急军粮都包含巧克力，前者还含有水果糖。根据一名海军分析人员的说法，在后勤部门采购的食物中，有 40% 是高糖食品。康奈尔大学的营养学家克莱夫·麦卡（Clive McCay）曾在战时任职于美国海军医学研究所，他在报告中说："我们还是有些低估了甜食对士兵的重要性。"糖果工业利用这些概念，宣传糖果是"战斗的食物"，如《纽约时报》说的，它的目的是"挽回公众关于糖会导致肥胖和蛀牙的误解"。

可口可乐和百事可乐都竭尽全力地为军队提供后勤补给。百事在开战之初就囤积了大量的糖，成功避免了后来的配额问题，又在战争期间从墨西哥直接进口糖浆，为军人开设的百事可乐中心营业到深夜，第一年的接待量就超过 200 万人。

可口可乐赢得了向军队供货的配额豁免，其官方政策是，向全世界所有地区的美军，以 5 美分一瓶的价格供应可乐，不计成本。为了完成这一计划，也为了战后继续经营，可口可乐在全世界建立了 64 个灌装厂，有些工厂使用德国和日本战俘作为劳工。他们没有公布的计划是："让 1100 万美国士兵成为我们的客户和朋友"，和"用 25 年时间和数百万美元扩张海外业务"。[⊖]战争结束 3 年后，当可口可乐举办第一次国际大会时，一位高管描述当年的规划："将有 20 亿客户，只期待我们的产品。"

1950 年，当地球大喝可口可乐的照片登上《时代》杂志的封面时，可口可乐公司在国际市场的营业额已占总营业额的 1/3。百

⊖　一位东欧的可口可乐雇员在战后发现，在用于引诱当地妇女发生性行为的物资排名中，好时巧克力第一，可乐第二。

事可乐也迅速追赶，20 世纪 50 年代，其海外销售的增长翻了 5 倍，海外灌装厂达到 200 家。1959 年，美国副总统尼克松和苏维埃领袖赫鲁晓夫在莫斯科合影时，两人都拿着百事可乐的瓶子。

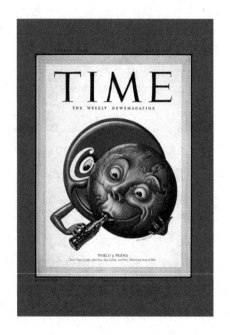

当战后的糖类消费反弹时，规模再次升级。软饮料、糖果和冰激凌的销量又创新高，仅冰激凌一项，1940 ～ 1956 年销量翻番，而糖成为早餐的主要成分，早先是果汁，然后是高糖的早餐麦片。

罐装的早餐果汁始于禁酒令时期，葡萄种植者们无法将产品酿成酒，只好另辟蹊径做成果汁。除此以外，当加州和佛罗里达的橙子供过于求时，当地农民也会制作果汁。1920 年，营养学家发现缺乏维生素会导致疾病，将维生素称为 "新营养素"。一群加州农民组成的合作社（其知名产品是"新奇士"）开始利用此概念，宣传其产品是补充维生素 C 的好办法，影响至今。

很多消费者已经习惯不开心时喝喝果汁，而不是酒精。根据《牛津百科全书美洲食品和饮料篇》(*The Oxford Encyclopedia of Food and Drink in America*)的记录，在生产果汁的历史上，有一种堪称"皇冠"的重要技术，名为"冷冻浓缩"（第二次世界大战后联邦政府资助的成果），其发明是"美国早餐史的重要时刻"。1948 年，"美汁源"品牌出现。20 世纪 50 年代中期，"奇力"橙汁登陆市场。1980 年，据美国农业部估算，美国人平均每年喝掉 7.5 加仑（28.39 升）果汁。到 20 世纪 90 年代，果汁流行（和糖消费量一起）达到顶峰时，人均年消费 9 加仑（34.06 升）——相当于 8 磅（3.62 千克）糖。而美国农业部对糖的消费量统计中不含这些高糖果汁。

改头换面的谷物早餐

有了健康食品的身份，果汁很好卖。水果行业就是这么宣传的，营养学家也不反对。不是所有产品都有这个便利，谷物麦片在销售之初，营养学家持不同意见，于是这种裹着糖的谷物早餐被推迟了 50 年，才在广告攻势的帮助下重新流行起来。20 世纪 60 年代，孩子们的早餐充斥着各式甜点：可能是低脂，却含有太多的糖。企业想尽办法向谷物里加糖（有些产品的含糖量超过 50%），然后冷酷地推销给孩子们。只要一家公司突破了原有的界限，其他公司也会立即跟上，用它们的话讲，这只是"为了生存"。

密歇根州的巴特克里市是 19 世纪晚期健康食物运动的发源地，也是干谷物麦片的发源地，这一产业的领头人是约翰·哈维·凯洛格（John Harvey Kellogg）和波斯特（C.W.Post）。凯洛格是一名医师，信奉基督复临安息日会。他既是波斯特的医生，也是波斯特的竞争对手。他们俩都经营治疗消化不良的疗养所。[⊖]他们相信通向健康之路的关键在于良好的消化系统。凯洛格认为"消化问题导致的死亡比所有其他疾病加起来都多"。他在一个深夜产生了用早餐麦片促进消化的灵感，并马上着手研究。作为竞争对手，波士特也没有落后，他的产品宝氏葡萄果干在 1900 年获得成功，为其挣到一大笔钱。[⊜]

宝氏葡萄果干最早采用了糖浆和以大麦制造的麦芽糖作为甜味剂，而不是蔗糖或甜菜糖。家乐氏玉米片最初也是无糖的，凯洛格让自己的弟弟 W. K. 凯洛格负责产品开发，自己在 1902 年去了欧洲，回来后发现弟弟为了提高口感和改善工艺，在烤制的玉米片中加糖。据说凯洛格对此非常生气，"他认为糖有害健康，激烈地反对这种做法"，这个故事来自 1995 年出版的历史类书籍《谷物化的美国》（Cerealizing America）。出于对消费者的讨好，产品中最终还是保留了少量的糖。两年后，也就是 1904 年，在圣路易斯举办的世界博览会上，桂格燕麦推出了一款真正的裹糖谷物片，公司曾考虑以甜食的名义来做推广，却又怕美国人对甜食的热爱只是心血来潮，最终作罢。当然，事实证明他们错了。

⊖ 凯洛格的病人中有很多名人，包括潘妮（J. C. Penny）、蒙哥马利·沃德（Montgomery Ward）、约翰·洛克菲勒（John D. Rockefeller）、艾莉诺·罗斯福（Eleanor Roosevelt）和约翰尼·维斯穆勒（Johnny Weismuller）。

⊜ 凯洛格的公司是"家乐氏"，波士特的公司是"宝氏"。——译者注把健康、干燥的谷物食品，转化成一种裹糖的、高利润的早餐甜食，用了 35 年时间。吉姆·雷克斯（Jim Rex）本是一名费城的加热设备销售员，他以一种普通人无法理解的思维方法和外行的身份开启了这个过程。根据《谷物化的美国》记载，某天吃早餐时，雷克斯看见孩子把一勺糖浇在泡涨的麦片上。他觉得这么吃糖太多，就开始思考，怎么能既让孩子把麦片吃完，又不用吃太多糖。突然他想到了一个点子，为何不生产一种自身有糖的麦片呢。

于是雷克斯生产了美国市场上第一款加糖的麦片——"小游骑兵"，他的产品没能解决黏合的问题，导致麦片尚未食用就"粘成一块砖头"。在销售仅 9 个月后，雷克斯将公司卖给别人，这家公司最后在 1949 年被国际饼干公司（现在的纳贝斯克公司）收购。与此同时，宝氏麦片正准备推出一款在全国推广的新产品：甜脆片。

宝氏的做法刷新了食品公司将裹糖的谷物麦片标榜成健康食品的底线。和雷克斯的思维一样奇葩，宝氏的经理们宣称，他们的含糖麦片比孩子自己往碗里加的糖少。而麦片上的糖，"仅仅是替代了本来就要被吃进去的碳水化合物。不管是糖还是淀粉，反正最后都是碳水化合物。"虽然生物化学学家不同意这一观点，但大众不知道。宝氏辩称："营养成分没有变化，我们只是用糖的热量替换了一些谷物的热量。"由于甜脆片（现在叫金脆片）销售极好，同行们也只能纷纷效法。纳贝斯克很快将小游骑兵在全国推广，后来更名为蜂蜜麦米片；家乐氏在 1950 年推出了糖爆玉米花。此时家乐氏的大部分股票由 W. K. 凯洛格基金会持有，这是"一家以促进儿童健康和教育为己任的机构"。

家乐氏在 1952 年推出了明星产品糖霜玉米片和甜甜脆，和宝氏的甜脆片直接竞争。一年后，家乐氏由于没能成功解决燕麦的裹糖工艺，转而使用巧克力的替代方案。这一次在营养学家的指导下，家乐氏的宣传逻辑是这样的：全是甜味不太好，但是有点苦味就不同了，所以加巧克力更健康。有了这个理论作为指导，家乐氏推出了巧克力脆片。由于消费者对苦中带甜的口味并不买账，于是家乐氏加入更多的糖来提高口感。

通用磨坊的公司高管们一直担心裹糖的谷物片会有损健康，公司聘请的营养学家们也一直反对加糖食品，但他们的抗议最终还是被驳回了。公司的销售部门说，如果再不加入竞争，公司将无法生存。于是在 1953 年，通用磨坊推出了笑脸糖果（一种裹了糖霜的小麦片），1956 年又推出三种新产品：糖飞机、Trix 和巧克力泡芙。

在随后的 20 年里，谷物工业推出了几十种新产品，其中半数以上的热量以糖为主。为了向儿童推销产品，灌输观念，谷物公司雇用的广告精英们创造了一大堆经典的卡通形象，比如东尼虎、马古先生、哈克狗和瑜伽熊、甜蜜熊和莱纳狮、摩登原始人、波波鹿与飞天鼠。

20 世纪 60 年代，拉尔夫·纳德（Ralph Nader）开启了美国的消费者权益保护运动。谷物工业每年花 6 亿美元推广产品，每一种成功的产品都会引来同行的模仿。1956 年，马奇·麦宝（Marky Maypo）的父亲为了劝儿子吃麦片，做出了麦宝麦片。"尝起来就像枫糖那么甜"，谷物麦片生产商在此时的宣传已经如此直接了。巧克力脆片的广告语是："吃起来就像巧克力奶昔，口感脆脆的。"哈佛大学营养学院的弗雷德·斯太尔最支持谷物麦片，他认为这是一种让孩子吃饭的好方法。1986 年的《消费者报告》杂志让这种饮食逻辑更上一层楼："随便什么麦片都有营养，吃了就比不吃强。"

直到现在还有人这么想，营养学家和公共健康机构说应该允许孩子们喝巧克力奶，因为摄入维生素和矿物质的好处比吃糖的坏处大。这个观念可以追溯到 20 世纪 20 年代的"新营养"学说，无论这一观点是对还是错，我们都应该保持怀疑态度。

第5章

早期的（错误的）科学

不管医生怎么说，只要糖涨价，人民就不满意。如果连味蕾的愉悦都要否定，还谈什么幸福感。

——《纽约时报》，1856

多数人认为糖是好东西，有些人知道糖的热量高，但几乎没人意识到糖吃起来就停不下来。

——J. J. Willaman，明尼苏达大学，1928

20 世纪的前几十年，随着糖在饮食中的比重大幅增长，医生开始谴责糖的危害导致了一系列的疾病：最受关注的是糖尿病，因为发病率较高，此外还有风湿、胆结石、黄疸、肝病、炎症、胀气、失眠、蛀牙、溃疡、肠道疾病、神经失调（精神不稳定）、癌症，甚至还会"让人类退化"。这些疾病都被算在糖的头上，因为"饮食中只有糖的增加如此明显"。洛杉矶医生亚历山大·吉布森（Alexander Gibson）1917 年在《医学概述》（*The Medical Summary*）中写道："在伊丽莎白时代，糖价格高昂，有钱人一个月吃的糖只相当于现在孩子一天吃的量。我们对糖的放纵已经超过了烟草、咖啡、茶和酒精。"

营养学自诞生时起，就一直存在针对糖的讨论：营养价值的高低，允许的计量是多少，对健康的好处和风险等。通常来说，每当有新技术诞生，就会产生科学进步。学者们利用新技术获取新信息，解答老问题，提出新疑问。然而营养学和慢性病之间，似乎从来没有感受过新技术的好处。新技术会产生新发现，可这些发现无助于科学家和营养学家在研究肥胖、糖尿病和糖的问题时发挥作用，我们目前仍然受到 20 世纪 20 年代研究结果的影响。理解这一切是如何发生的，对我们认识糖的危害和风险至关重要。

现代营养学的"代沟"

现代营养学的起源可上溯至 18 世纪末的法国，和现代化学的起源处于同一时代。一些被现代人奉为传奇的科学家在这个时代研究事物之间的联系，比如呼吸的空气、吃的食物如何产生化学反应，又如何影响我们的生活。19 世纪后期，当营养学从化学中派生出来，成为独立的分支后，其研究中心转移到德国，发现了蛋白质、脂肪和碳水化合物被消耗与利用的原理。[美国营养学家阿特·沃特（Wilbur Atwater）在 1888 年写道："德国人在短短数年间有这么多发现，实在是非凡的成就。"]德国科学家开始研究人和动物在不同饮食情况下的呼吸与新陈代谢，研究人体对能量的平衡控制——呼吸、饮食和排泄，人体的输入是什么，输出又是什么。

　　这些是首先需要解答的问题，也是科学家做研究的基本思路。历史学家认为营养学诞生在 19 世纪 60 年代，其代表性事件是德国科学家率先发明了和房子一般大小的热量计，可以精确地测量在不同饮食和运动的条件下人或动物的能量消耗。到 20 世纪早期，科学家们测量儿童、士兵和运动员的能量需求，研究食物怎样让身体变得强健，以及健康饮食的组成，即热量总需求，蛋白质、维生素和矿物质的需求应该是多少。科学家们研究缺乏关键维生素和矿物质导致的症状和产生的疾病，以及用补剂进行治疗的方法。这就是那个"新营养学"时代的概况，它们构成了现代营养学的基础。

　　然而，医生和公共健康机构在研究包括糖在内的不同种类碳水化合物对健康的影响时，却很难有更多发现。食物对身体"内分泌系统"（主要指激素系统，比如胰岛素和生长激素）的影响还不得而知，这些激素在当时并未被发现，它们造成的病理学改变不像缺乏维生素或矿物质一样能被观察到。

直到 1960 年，随着一项新技术——放射免疫测定法的诞生，体内循环的激素水平才能够被精确地测量，从而开创了现代内分泌学科的新纪元——研究激素和激素相关疾病。这就意味着，营养学家们在不了解激素知识的情况下，用 90 年的时间研究"能量平衡"假说，只注重人体摄入和消耗的热量，却忽视了体内的内分泌系统。而内分泌系统才是控制身体的能量运行，决定摄入的碳水化合物、蛋白质和脂肪应该被储存还是消耗的根本原因。

这 90 年的代沟足以对营养学家和医学研究者们产生深远的影响，让他们形成一套对糖的风险的判断和解读，并影响至今。如果一名营养学家说糖是一种"空热量"，那么他的想法就来源于 20 世纪早期的科学研究：只考虑热量、维生素和矿物质等成分的影响，而完全忽视了此后的科学发现。有些医生，比如说艾略特·乔斯林，虽然知道激素和疾病息息相关，特别是胰岛素对糖尿病的影响，但不了解食物也会对激素产生影响。这个领域是营养学家的局限和盲区，或者说，它缺乏足够的关注。

从 19 世纪末到 20 世纪初，营养学研究者们开始认识到，和其他碳水化合物比，糖有些不一样的特点。但他们不知道的是，这些不一样超出了单纯的热量、维生素和矿物质的成分论观点，他们也想不出糖为何会与肥胖、糖尿病和糖尿病的关联疾病有关。在实验室里研究动物代谢的化学家和营养学家们不是医生，他们没有接触过病人，也不会从公共健康的角度来考虑问题。美国治疗肥胖和糖尿病的医生们从不质疑科学结论，但他们的意见会影响大众的想法，让人们形成对疾病的固有印象。

　　美国医生第一次面对糖尿病爆发时，美国的医药系统还没有开始进行科学研究。约翰·霍普金斯医学院于 1893 年建立后，这一状况开始改变。像乔斯林医生一样，愿意进行科学研究的医生需要远赴欧洲，和那里的权威机构交流学习，美国的医学院本身并不教授科学，或是教授如何理解科学内容。直到 1900 年，全美只有一所医学院，也就是约翰·霍普金斯医学院要求毕业生获得大学学位。据卡耐基基金会的报告，其他医学院甚至不要求学生具有高中学历，它们关心的只是学生能否负担得起学费，没有医学院进行科研项目。1871 年，亨利·帕西瓦尔·鲍迪奇（Henry Percival Bowditch）在哈佛建立了可能是全美第一个以开发药物为目的的大学实验室，实验室委身在阁楼里，部分实验设备还是鲍迪奇的父亲自掏腰包购买的。美国人在这个时代已开始转化一些工程和工业成果，但医学不在其中。

　　在研究肥胖和糖尿病方面，欧洲的学者和医生们将营养、代谢、内分泌和基因这些学科合在一起，在第二次世界大战期间处于领先地位。他们本可以做出一些非凡的成果，这些努力却被战争毁于一旦，新理论和新观念也随之消逝。欧洲科学家在战后呼吁重建科学传承。诺贝尔奖获得者、医生兼生物化学家汉斯·克莱勃斯（Hans Krebs）在 1967 年提议建立卓越的科研机构。通过伟大科学家的言传身教，年轻学者们才得以磨炼思维，传承技艺。克莱勃斯说："科学家不是生来如此，而是被造就的。"不幸的是，美国的医学研究缺乏这种传承，所以如果美国医生想要做科研，只能独自上路。

可追溯到 17 世纪的讨论

对糖的态度，本来是没什么好争论的，或者说曾经没有。2000 年前的印度医师曾说糖"既提供营养，也使人发胖"。多么明智的判断，后来的营养学家应该从中学习。但是对那些发胖的人来说，是因为吃了过量的糖（摄入热量过多），还是因为糖本身的特性使其发胖呢？

现代关于糖和疾病的讨论，可以追溯至 17 世纪 70 年代早期，那时的糖刚刚从加勒比地区的殖民地回流至英国本土，人们开始习惯喝茶时加糖。托马斯·威利斯（Thomas Willis）是查理二世国王和约克公爵的顾问，他注意到病人中的糖尿病患者开始增加，并将糖尿病比喻为"尿中的恶魔"。威利斯是欧洲第一个发现糖尿病人的尿液呈甜味的医师，"像糖或蜜一样的甜味"，也是威利斯首先定义了糖尿病的"糖尿"二字。[⊖]威利斯通过对富裕患者的观察，认为糖尿病的起因是病态的生活方式："无节制地饮用苹果汁、啤酒和酸葡萄酒。"与此同时，他也强烈反对任何用糖渍保存的食物，他认为正是这些食物的滥用导致了那个时代流行的坏血病。

威利斯对糖的指责引来了植物学家约翰·雷（John Ray）的批评，说威利斯的话会"吓跑轻信者"。40 年后的 1715 年，莱

⊖　威利斯的证言实属另类，因为糖尿病患者的数量在 20 世纪前还相当稀少。他在死后才发表的文章《糖尿病是尿中恶魔》（*Diabetes or the Pissing Evil*）中写道："我见过的病例够多了，天天都有。"根据罗伯特·塔特索尔（Robert Tattersall）的推测，这样的描述可能有些夸张。塔特索尔是英国诺丁汉大学的退休教授，著有《糖尿病传记》（*Diabetes: The Biography*）一书。他认为威利斯的病人主要是有钱人和贵族，所以病患人数可能较多。

德里克·斯莱尔（Fred Slare）为糖做出了激烈的辩护（在没有互联网的时代，科学争论往往特别缓慢）。"针对威利斯医生等人的观点和偏见，我要为糖进行无罪辩护。"于是辩论再起，针对糖的争端又被点燃。

"糖是新生事物，对新生事物如此批评，于心何忍。"斯莱尔在开篇如此写道。然后是讲故事，斯莱尔的爷爷活到 100 岁，博福德公爵活到 71 岁。这两位每天都吃很多糖（博福德每天吃 1 磅（0.45 千克），持续了 40 年）。[⊖]斯莱尔还用自己的经历举例，他已经 67 岁了，虽然经常吃糖，但身体状况良好。"我不用眼镜就能写作，读书时可以看到小号字，每天可以轻松走 10 ～ 15 英里（16 ～ 24 千米），或是骑马走 30 ～ 40 英里（48 ～ 64 千米）。"更重要的是，他还列举了英国皇家内科医学院的 8 名反对糖的同事，说自己比他们活得更久。（这种论点好有一比：我的叔叔麦克斯每天抽两包烟，活到了 100 岁，所以香烟不会导致肺癌。在此后关于糖的争论中，这种言论不足为奇。）

斯莱尔虽然也注意到，炼糖厂把熬剩下的渣滓喂猪并成功催肥，但认为这是好事，所以只留下了一点小小的警示："如果有些女士追求身材完美，不愿意有增重的倾向，那么还是应该避免吃糖。糖的营养过于丰富，过剩的营养可能会沉淀下来，造成意外的发胖。"斯莱尔写下这些内容时，糖仍是奢侈品，英国此时的糖消

　⊖　在博福德公爵的遗体被解剖后，斯莱尔发现内脏状况相当良好，牙齿也都健全。公爵相信一条谚语："能保存苹果和梅子的，就能保养肺和肝脏。"从公爵的内脏和牙齿看，斯莱尔认同这个观点。

费量只有 5 磅（2.26 千克），他想不到的是，在两个世纪后这一数字会翻 20 倍。

　　那时的欧洲人普遍营养不良，能让身体消瘦的人增加体重，曾被视为糖的优点之一。英国医生本杰明·莫斯利（Benjamin Moseley）在文章中说："年纪大的人只靠吃糖就能过很久。在茶叶、牛奶和啤酒中加糖，可以让瘦人长胖，增加活力。"莫斯利曾在西印度住了 18 年，是他第一个提议让奴隶在收获的季节里喝甘蔗汁来增加体重。（这一现象曾多次被记录在 20 世纪早期的医学文献中。）莫斯利在文中说："甘蔗汁能给多病受苦的奴隶婴儿带来健康，给黑人的孩子一根甘蔗，他会对母亲贫乏的乳汁失去兴趣。"不仅是孩子，甘蔗对大人同样有效，"在收割的季节里，我经常看见又老又残、满身伤疤的黑人们从破屋里半死不活地爬出来。只要让他们多吸甘蔗汁，他们很快就能变得强壮又结实。"

　　1865 年，里斯本医学院的教授亚伯·若尔丹（Abel Jordão）和一所欧洲糖尿病研究的权威机构共同宣称，糖致人发胖的能力可以用于解释肥胖和糖尿病的关联。在大多数医生（尤其是乔斯林一派的）认为肥胖导致糖尿病的环境下，若尔丹提出了新的理论：过量吃糖会导致肥胖，而肥胖是一种糖尿病的前期状态。若尔丹解释道，如果动物可以被糖和淀粉催肥，那么人多吃糖后变胖，也是合乎情理的，而这正是糖尿病的情况。"顽固的脂肪组织不是病因，而是一种症状。""我见过一些病例，本来很瘦的人，是先患上糖尿病，然后开始发胖的……"著名外科医生查尔斯·布里格姆（Charles Brigham）当时只是一名哈佛大学的学生，他写了一篇关于糖尿病的获奖论文发表于 1868 年，论文既扩展了若尔丹的理论，也回应了斯莱尔的观点，他使用的是反面的例子："由于不喜欢肩膀和胳膊的骨感，很多瘦弱女性经常喝糖水，期望改善身材。"

增强体能的"药物"

在研究糖和其他碳水化合物时，由于测量设备的局限性，有些营养学者和食品化学家只关注糖的营养学效果。到 1900 年，学者们已经能够分辨出自然界不同种类的糖——葡萄糖和果糖，按分类法来说叫右旋糖和左旋糖，还有这两种组合而成的其他类型的糖，比如牛奶中的乳糖和从甘蔗、甜菜中提取的蔗糖。学者们发现，肌肉在使用这些糖的时候，效率很高。（学者们经常将我们吃下去的蔗糖和血糖搞混，蔗糖的成分是果糖加葡萄糖。）代谢蛋白质时，人体内会产生残余的氮，最后从尿中排出。碳水化合物不同，"它在产生能量时没有任何废料残余"。虽然碳水化合物不像蛋白质那样能构筑肌肉，但在能量消耗方面，身体更愿使用碳水化合物，而不是蛋白质。

1916 年，波士顿卡耐基学院（Carnegie Institute）的哈罗德·希金斯（Harold Higgins）测量不同种类的糖在身体内的代谢速度，换句话说就是它们会多快向身体提供能量，这被认为是体现"营养价值"的一个方面。根据希金斯的报告，身体代谢果糖和蔗糖的速度比其他糖类快。人们认为糖是一种"快速能量"的理论依据就来源于此，制糖业也利用这个概念进行宣传。

　　1901 年，英国医生威洛比·加德纳（Willoughby Gardner）在《英国医学杂志》（*British Medical Journal*）上发表了一篇文章，说糖有"意料之外的兴奋剂效果"。希金斯的研究也证实了这一观点，如此一来，除了被定义为一种碳水化合物外，糖更成了一种兴奋剂，一种在 19 世纪晚期到 20 世纪早期被用于增强体能的药物。德国研究学者在写给加德纳的信中说："我们对不同的男性做过实验，既有强壮的，也有虚弱的。实验的结论是：1 盎司（28.3 克）糖能让人持续工作 45 分钟。体力劳动非常劳累，需要补充能量才能提高效率，而糖能够帮这些人明显提高工作能力。"根据德国学者的观察，糖也许能直接促使神经系统"战胜疲劳感"。

　　还有学者报告说，他们的研究发现了同样的情况。伐木工、登山者和极地探险家们会使用糖代替白兰地或其他酒精类产品来解除疲劳。巴黎的马车夫甚至用糖喂马，让马恢复体力。传奇的英国登山家乔治·马洛里（George Mallory）说，他于 1923 年成功登顶珠穆朗玛峰，在攀登最后 2000 英尺（609.6 米）的几天里，他只靠柠檬水、薄荷糖和巧克力这种含糖的零食维持体力。"在那种海拔极高的地区，没有多余的能量浪费在消化上。"马里洛说道，"糖能够被轻松吸收并快速转换成肌肉可以使用的能量，而且具有刺激神经的效果。"

　　根据加德纳的记录，德意志帝国国会在 1897 年讨论糖的军用价值，并同意在来年的军事演习中以士兵为对象，进行这项实验。加德纳写道："实验结果由对糖有偏向的人撰写……被分配糖的士兵体重增加，身体更健康，也更能承担压力和重任。"实验结果将德国士兵的糖配给提高到每天 60 克。(这几乎是英国士兵配给量——37 克的两倍,这样的数据让加德纳觉得英国军队处于劣势。)

荷兰人开始向耐力项目的运动员推行"吃糖训练"法。包括柏林赛艇协会在内的一些俱乐部开始尝试这一方法,吃下在当时看来很多的糖,期望提高训练极限。在 20 世纪 20 年代中期,赛艇比赛就像当今的棒球一样流行。哈佛和耶鲁的教练们仿效欧洲的做法,在队员们身上尝试各种甜食、果酱、固体糖,甚至是成磅的薄荷糖。(哈佛教练说这种剂量会让孩子生病。)[⊖]

1925 年,哈佛学者在《美国医学会杂志》(*The Journal of the American Medical Association*)中说,波士顿马拉松选手在比赛的最后阶段血糖极低,这种体征和过量注射胰岛素的糖尿病人相似。如果在赛前大量补充碳水化合物,赛中补充葡萄糖棒,或是在补给站摄入含大量糖分的饮料,就能有效缓解这种状况。一位英国《柳叶刀》(*The Lancet*)杂志的编辑看到文章后嘲讽美国人的无知:"吃糖能有效缓解疲劳,这已是人人皆知的概念。有趣的是,本文的作者和他哈佛的同事似乎刚刚才知道。"

糖是一种能解除疲劳的快速能量。从这个观点看,糖是一种非常有价值的食品,于是美国农业部建议:"考虑到孩子的活动量大,这是一种非常适合他们的食品"。基于同样的逻辑,加德纳向《英

⊖　1924 年的 11 月,在和宾夕法尼亚大学的足球比赛中,耶鲁大学的队伍试图通过吃糖来增加体能,但最终以 1:5 惨败。耶鲁的一位应用生理学教授在事后对《纽约时报》说,这次实验"虽然结果不佳,但不足以说明问题"。

国医学杂志》建言："对糖的偏见，是危害而不是帮助孩子的成长。"不出意料，制糖业对此表示赞同。

整个 20 世纪 20 年代，在人们辩论糖的营养价值时，始终都存在糖会使人发胖的声音：希望保持苗条或努力减肥的人应该避免吃糖。加德纳在给《英国医学杂志》的文章中写道："毫无疑问，糖是饮食中的重要成分，但是意图减肥或是患有糖尿病和痛风的人，应该视之如毒药。"

1878 年，约翰·霍普金斯大学的化学家从焦煤中提炼出糖精，糖精在几十年里成功地转化为商品。医疗机构宣称，如果用糖精部分或完全取代糖，会对肥胖和糖尿病，甚至是肝病和痛风的病人有好处。1929 年，世界各地的代表们齐聚日内瓦讨论经济问题，议题之一是糖的消费量停滞不前，原因是女士们为了保持苗条对糖敬而远之。就在此时，美国烟草公司的"好彩"牌香烟成为美国制糖业的下一个增长点，这家从销售甜味咀嚼烟草发家的公司会在 1930 年打败骆驼牌，"好彩"将成为美国全国最畅销的香烟品牌。

艾伦医生的探索

19 世纪末，随着糖尿病的病患增多，医生和公共卫生机构开始怀疑糖。但由于患糖尿病的人数总量仍不够多，从事专业治疗和具有思辨能力的医生就寥寥无几。艾略特·乔斯林是美国最先从事糖尿病治疗的医生之一，他的研究也是从那时开始的。紧随其后的是弗雷德里克·艾伦（Frederick Allen），他曾在哈佛医学院进行糖尿病的动物实验，也在洛克菲勒研究所做过临床研究。

1913 年，艾伦的一本关于糖尿病的教科书《尿糖和糖尿病的研究》（*Studies Concerning Glycosuria and Diabetes*）出版发行。这本书不仅收集了动物和人类的糖尿病研究，也包括了生理化学和历史观点。在书中，艾伦用很长的篇幅讨论了糖导致糖尿病的可能性和显著理由："毫无疑问，我们吃的糖越来越多，而且吃糖最多的人群患糖尿病的比例也最高。"

艾伦认为糖尿病和糖有关。欧洲的学术权威对这个观点有三种反应。第一种以德国的卡尔·冯·诺登（Carl von Noorden）为代表，他在糖尿病和代谢失调方面曾有不少著作。诺登明确反对艾伦的观点。第二种是德国内科医生伯恩哈德·瑙宁（Bernhard Naunyn，乔斯林年轻时曾跟随其学习），他认为艾伦的观点证据不足。他们不认为糖尿病是由糖直接导致的，但也在回信中承认"大量甜食和富含麦芽糖的啤酒"会促使糖尿病的产生。第三种如法国学术权威拉斐尔·雷平（Raphaël Lépine），非常肯定是糖导致了糖尿病，并提到了制糖厂的工人普遍患糖尿病的现象。

艾伦也注意到，医生们对糖尿病的患病原因和治疗方法在态度上是脱节的（直到现在也是）：大多数权威机构认为，在导致糖尿病的过程中，糖的影响甚微或可忽略不计。但是在糖尿病所引起的并发症方面，他们公开指责糖起到很坏的作用。实际上，所有医生和权威机构都告诫糖尿病人不要吃糖，认为糖会对加重病情。"临床实践完全支持这一结论。"艾伦写道。几乎全世界都在糖尿病的治疗中限制病人吃糖。如果糖会让病情恶化，那么无疑存在这种可能：糖让健康的正常人患上糖尿病。

1907 年，英国医学会举办了一次主题为"热带地区糖尿病情况"的会议，会议对艾伦的思想产生了很大的影响。来自英国和印度的权威医生在会议上讨论了孟加拉地区"懒惰的富人们"普遍存在的糖尿病情况，他们的主要食物是大米、面粉、豆类和糖。

"毫无疑问，在英国治下的文明，教育水平提高、经济繁荣、生活富足，但糖尿病的发病率也随之急剧增加。"加尔各答大学的拉·科瓦拉斯·琼德尔·博斯时（Rai Koilas Chunder Bose）写道，他发现大约 1/10 的孟加拉富裕阶层患糖尿病。他还写道，印度医生早在 16 世纪就发现了糖尿病，并发现患者的尿液会引来蚂蚁。通过观察，医生们发现只有过分沉溺于米饭、面粉和糖的富裕阶层才会患病。早在有机化学发明前，这些印度医生就将糖尿病和包括糖在内的碳水化合物关联起来，他们认识到糖、大米和面粉的本质相同，消化后都会转化成糖，最后出现在尿里。艾伦对这个观点非常感兴趣。"这已经足以给主要的碳水化合物食物定罪了，"艾伦如此写道，"这一结论并非来自化学思维的假设，而是纯粹的临床实践。"

导致糖尿病的只有碳水化合物吗？是精制的谷物（白米白面）加糖一起，还是只有糖？是贪吃还是什么其他因素，让有钱人更易患病，而穷人免于受苦？这些都还不清楚。从英国医学会的会议记录看，从事体力劳动的穷人能够在食用含有丰富碳水化合物的食物的同时免于患病。而富裕阶层的人（其他医生提到中国和埃及也是这样）在食用含有丰富碳水化合物的食物的情况下，不仅容易患病，且患病率与日俱增。他们的饮食和生活方式有什么区别呢？"只要导致糖尿病的关键因素尚未出现，"艾伦写道，"人们就可以一直吃大量的碳水化合物，也不会患糖尿病。"有些医生认为，关键因素是职业造成的神经紧张和精神压力，比如医生和律师。因为从事简单体力劳动的人不会有此烦恼 [英国医生本杰明·沃德·理查森（Benjamin Ward Richardson）在 1876 年出版的《现代生活疾病》(*Diseases of Modern Life*) 中持此观点]；还有些医生认为，这是因为富裕阶层生活过于休闲，鄙视体力活动导致的。更有医生认为只是因为吃得太多或是饮酒导致的。艾伦写道："糖，才更可能是问题的答案。"

艾伦假设，人有一个吸收碳水化合物并转换成能量的限值，这个限值是天生的。吃的碳水化合物超过限值，多余的部分无法使用，于是通过尿液排出——所以尿糖就是诊断糖尿病的关键指标。也许吃糖会加重某一类人消化碳水化合物的负担。重体力劳动的人可以逆转这个过程。"贫穷的劳工可以无限制地吃淀粉食物。"艾伦写道，"和糖相比，淀粉分解缓慢，消化平和，产生的葡萄糖可以被安全吸收，运动能促使肌肉有效地使用这些能量。但是富裕阶层如果不常运动并喜爱甜食，就有更大的概率患病。"

被过度重视的权威

到 20 世纪 20 年代中期，糖尿病的死亡率数据经常被媒体报道。乔斯林曾说这一现象是流行病，现在不仅他一个人这么想了，大都会人寿保险和纽约州立健康委员会也这么说。1924 年，哥伦比亚大学公共健康部的主任海文·艾默生和同事路易斯·拉里莫尔分别在美国医生协会会议和美国医学会会议上讨论此问题。他们认为糖消费量的增长和糖尿病的流行趋势密不可分。

好景不长，以乔斯林为首的少数非常有影响力的糖尿病专家，在接下来的 30 年里传播了一系列错误理念，不仅几乎洗清了糖的罪名，更导致糖尿病患者持续且稳定地增加。下一次对糖的怀疑和讨论要等到 20 世纪 70 年代，讨论并不完整，临床研究和糖尿病的治疗方案被排除在外。

医学发展史有一个常见现象：少数有影响力的权威机构或个人，可以影响其领域内的全部声音。在一般的科学研究中，年轻学者被教导和鼓励质疑权威，对所学也要保持怀疑精神。但医学并非如此，这个领域的权威们被过度重视了。这种情况在学科发展尚不成熟、对真理知之尚浅的时候尤其有害。在美国，乔斯林是糖尿病领域最有影响力的专家，他的观点和意见被奉为金科玉律。到 20 世纪 20 年代中期，乔斯林已经远超艾伦，成为美国糖尿病领域首屈一指的专家，他写的教科书《糖尿病治疗》（*The Treatment of Diabetes Mellitus*）成为该学科的"圣经"。书的内容基于乔斯林诊所积累的上千份病例，第 1 版在 1916 年发行。⊖乔斯林死于 1962 年，终年 92 岁，他在去世前和同事一起将教科书更新了 9 次。整个学科在此书的持续影响下，终于接受了糖不会导致糖尿病的观点。

⊖　最新的版本是第 14 版，1224 页，出版于 2005 年。

事先声明，乔斯林是一位有非凡奉献精神的医生，永远为病人的福祉努力工作。1921 年，多伦多大学开发出胰岛素，被乔斯林诊所率先在美国使用。他和其他医生一样，相信胰岛素能帮助糖尿病患者摆脱对碳水化合物的严格限制，而且能帮助 1 型糖尿病的年轻患者免于经历类似绝食一般的饮食疗法（艾伦倡导此疗法并因此成名）。有了胰岛素，不论老年患者还是青年患者，都能正常地吃碳水化合物食物，过上相对正常的生活。乔斯林的同事普莉希拉·怀特（Priscilla White）专门治疗儿童糖尿病，她说："哪个孩子能放弃每周吃一勺冰激凌的乐趣呢。"胰岛素让这种放纵成为可能。

1925 年，乔斯林的同事在哈佛大学提交了那篇后来遭到《柳叶刀》杂志编辑嘲笑的文章。⊖乔斯林本人赞同糖对运动员的正面影响。他同意吃糖后能立刻缓解低血糖和过量注射胰岛素导致的昏迷。（"在诱惑孩子方面，一个橙子比不上两块糖"，乔斯林在 1923 年版的教科书中说。）乔斯林认为糖是饮食中的重要元素，所以不可能导致慢性疾病。

乔斯林只是不明白，糖有其他碳水化合物食物所没有的特点。虽然在耶鲁学过一年生物化学，但乔斯林是医生而不是营养师，他认为所有的碳水化合物食物，比如淀粉类食物、谷物和糖都是相同的。乔斯林是美国第一位影响力巨大，但是在糖的概念上不知道自

⊖ 1925 年，在一份关于糖尿病的公开演讲中，乔斯林宣称糖能让运动员恢复精力："给马拉松跑者吃巧克力，或者给橄榄球队员们喝加糖的茶，他们说不定能突破纪录。"

己在说什么的专家。他对糖的信仰和辩护，都建立在巨大的错误概念上。

早至 1917 年，乔斯林用日本人作为糖辩护的唯一理由。他的教科书在此后的 40 年里，一直用几乎相同的措辞提及此事。"高碳水饮食不会更容易导致糖尿病，"他写道，"日本人的主食是米饭和面条，但是统计数据显示，日本人比美国人的糖尿病发病率更低、病情更轻。"他非常清楚美国的糖消费量和糖尿病发病率同步增长，在他早期的教科书里，甚至有一张表格，清楚地显示糖的消费量和糖尿病致死率是如何亦步亦趋共同升高的。乔斯林写道："饮食中如此明显的变化，值得关注。从趋势来看，两者之间应该相关。"他补充道："幸运的是，日本人的例子让我们免于犯错……"⊖

乔斯林将糖尿病的爆发归结于两个因素：第一个因素是肥胖，这也是最明显的因素，肥胖和糖尿病之间联系紧密，由于大部分患者肥胖，乔斯林假定是肥胖导致了糖尿病，而且是因为患者吃得太多，运动不够，导致了肥胖。（1925 年，乔斯林做过一篇演讲，宣称糖尿病的部分原因是汽车的发明和应用，让人们减少了运动量，导致肥胖。）

第二个因素是高脂肪饮食，这个因素正好符合糖不是凶手的理念。他在 1927 年写道："饮食的脂肪进入身体，身体的脂肪进入

⊖　在亚洲工作的医生经常会产生这种想法，伊西多·斯内普（Isidor Snapper）就是其中之一。第二次世界大战期间，斯内普曾在中国工作，他报告称糖尿病已成为富裕阶层中的常见病，但在穷人中仍然少见。"他们的饮食热量很低，主要是碳水化合物，一些新鲜或腌制的蔬菜和豆制品。看来这些食品能够防止糖尿病的产生。"

血液。"耶鲁大学医学院的院长西里尔·朗（Cyril Long）是一位著名的糖尿病专家，他在课堂上传授同样的理念："脂肪过量，糖尿病产生；持续过量，病人死亡……"他曾说："有一种流行的观点认为，糖消费量的增加和糖尿病发病率之间存在关联。我们可以相当肯定地说，过量摄入碳水化合物不会直接导致糖尿病。"朗认为脂肪才是更可能导致疾病的原因。

糖尿病医生一般认为，如果教科书里出现了"相当肯定"的字眼，肯定是基于有说服力的证据，但事实并非如此。朗的观点完全基于另一位声誉卓著的糖尿病学者、伦敦大学学院医院（University College Hospital in London）的哈罗德·希姆斯沃斯（Harold Himsworth）的假设。而希姆斯沃斯的假设以乔斯林的研究为基础。

和乔斯林一样，希姆斯沃斯的医学事业十分杰出。他在1948年被任命为英国医学研究委员会（类似于美国国立卫生研究院）秘书，在这个岗位上工作了20年。1931年，年仅20来岁的他提议：相对较高的碳水化合物饮食是糖尿病人的理想饮食。希姆斯沃斯认为应对糖尿病性昏迷，"糖是必需的"。以这样的理由，他认为糖和其他碳水化合物（葡萄糖）对糖尿病人非常重要。

希姆斯沃斯在后来的报告中说，西方国家糖尿病增加，与饮食中脂肪增加、碳水化合物减少有关。[○]他相信一种理论：吃碳水化

○　为了证明脂肪导致糖尿病，希姆斯沃斯只能拒绝来自因纽特人和马赛人的证据：他们吃很多脂肪，但糖尿病发病率极低，至少在希姆斯沃斯做报告时是这样。他宣称马赛人太少，不足取信，又搞混了两篇文章（分别讲的是巴芬岛的因纽特人和拉布拉多地区的渔民），于是坚信因纽特人吃富含碳水化合物的饮食。

合物食物能够帮助身体提高对碳水化合物的耐受性，给糖尿病人吃富含脂肪的食物则会导致相反的效果。希姆斯沃斯写道："降低糖尿病风险的最佳方法是鼓励人们多吃富含碳水化合物的食物，同时反对人们用油脂来满足胃口。"

乔斯林在自己的教科书和文章中夸赞希姆斯沃斯，他"细心收集"的数据表明是脂肪而不是糖导致了糖尿病（朗盛赞希姆斯沃斯"了不起的成果"），而希姆斯沃斯又反过来引用乔斯林的话为自己背书。从 20 世纪 30 年代到 40 年代，此二人互帮互助，反复引用对方的观点，建起一座纸牌屋般的科学大厦。归根结底，他们的观点都基于一个错误的假设，即糖和其他碳水化合物食物在化学成分上是一样的，所以它们对人体的效果也相同。此外，二人不断重复使用日本人的例子，认为这个例子是问题的核心。日本是一个膳食包含大量碳水化合物、低脂肪的国家，却只有很少人患病。乔斯林认为这无可辩驳地证明了碳水化合物是有益的，希姆斯沃斯则用这个例子来证明高脂肪食物导致了糖尿病，他们从始至终没提过糖。

不论乔斯林还是希姆斯沃斯都没查过日本的糖消费量是不是比美国和英国要少。答案是：确实少，而且少很多。直到 1963 年，日本的糖人均消费量才勉强等于英国和美国一个世纪前的水平，而100 年前英国和美国的糖尿病患病数同样很少。从这个角度看，日本人的例子同样可以证明糖和糖尿病的关联，就像乔斯林和希姆斯沃斯始终竭力否认的那样。

这件事在历史上的有趣之处在于，在乔斯林为希姆斯沃斯的理论盖棺定论，认为脂肪导致糖尿病是理所当然、无可辩驳的真理后，希姆斯沃斯本人拒绝了这一推论。希姆斯沃斯在 1949 年对英国皇家内科医学院的演讲中，称这个问题是悖论，虽然多吃脂肪的人易得糖尿病，"对脂肪的吸收但不会损害糖的耐受量，实际上，脂肪饮食反而降低了动物患糖尿病的倾向"，简单来说就是，从动物实验来看，吃脂肪越多，碳水化合物越少，就越不容易患糖尿病。于是希姆斯沃斯认为，也许脂肪不是导致疾病的罪魁祸首，还有"其他的、更重要的相依变量"影响脂肪在饮食中的作用。他猜测也许是总热量太高，即吃得太多了的问题。因为肥胖总是和糖尿病联系紧密，"对于个人而言，即使不看统计数字也知道，脂肪吃多了，总热量自然增加"。希姆斯沃斯唯独忽略了糖，它不仅是脂肪的相依变量，同样会导致总热量升高。

有了美国的乔斯林和英国的希姆斯沃斯，糖不会导致糖尿病的观点成为无可争辩的事实。乔斯林的同事在他死后第九年，发行了 1971 年版的乔斯林教材，并更名为《乔斯林糖尿病学》（*Joslin's Diabetes Mellitus*），书中有关糖是否导致了糖尿病的描述消失了，因为此时全世界的医生和营养学家们再次认为，糖和肥胖、糖尿病和心脏病有关联。美国的糖尿病学者们同意这个观点，但他们更愿意相信是暴食和懒惰产生的肥胖导致了疾病，而不仅仅是糖自身的问题。

第6章

持续发放的红包

糖尿病是对肥胖的惩罚，越胖的人越危险。医生和大众越早了解这点，就越早避免糖尿病的危害。

——艾略特·乔斯林医生，1921

一勺糖只有 18 大卡……这点热量还不够早上穿件衣服呢！

——糖业咨询公司的广告，1962

　　在回到糖的话题前，我们先来看两个观点。从 20 世纪 30 年代起，有两个基本观点塑造了此后的饮食观。这两个被营养学家认可的观点不仅构建了现代营养学的基础，还定义了所谓的健康饮食。它们是历史上不严谨的科学产物，深深地影响着我们对饮食导致肥胖、糖尿病和心脏病等慢性病的看法，对公众健康造成了巨大的伤害。

　　第一个观点是，西方化饮食中的脂肪会导致慢性病，危害身体健康。在糖尿病领域，希姆斯沃斯在 20 世纪 30 年代提出此观念，后被乔斯林认同。60 年代，这一观念扩散至心脏病领域，脂肪被认为和心脏病及肥胖（脂肪的能量密度大）有关，最终扩展到了癌症和阿尔茨海默病的领域。

　　简单来说，这种针对脂肪，尤其是来自黄油、鸡蛋、奶制品和肥肉的恶意，起源于现代化的转变。城市化让人们的生活变得富裕，引入更多西方化的生活方式和饮食习惯，于是慢性病也开始出现。饮食的改变总是伴随着更多的脂肪（和肉类）以及更少的碳水化合物。

　　可实际上，并非所有人都符合这个规律。我们在开始关于营养学的讨论时，本应对自己持有的资料更加谨慎。因纽特人，在肯尼亚以放牧为生的马塞人，还有在南太平洋小岛上居住的、新西兰留守地的托克劳人。他们在经历现代化的过程中吃的脂肪比原来减少了。可是他们也经历了肥胖、糖尿病和心脏病（以及癌症）的增加。这些人是多吃脂肪导致慢性病的最好反例。相同的案例还有法国人和瑞士人，他们的饮食不仅高脂，还富含饱和脂肪，但他们长寿又健康。主流营养学和慢性病学者不是彻底忽视这些证据，就是把它们作为无关紧要的特例（将法国的情况称为悖论）。

没有悖论和特例的现象是：在现代化的过程中，所有社群在变得富裕和转变为西方化生活方式后，吃的糖都比从前多。而这一事实只是被偶尔提起，当作一种候补的假说，后来却被两个因素彻底否定：①著名专家认为脂肪有害；②糖和其他碳水化合物食品对人体的作用相同，所以对慢性病的影响也相同。这正是乔斯林和希姆斯沃斯信奉的逻辑。从这个逻辑出发，吃低脂肪、高碳水化合物的人群应该拥有很低的肥胖和糖尿病发病率，比如日本。于是这就证明了糖不是问题，脂肪才是。

现代营养学的第二个基本观点对科学发展的影响更加深远，至今仍然影响着我们对糖的看法，产生的破坏性更大。对制糖业来说，这简直是持续发放的红包，是为糖辩护、抵挡各种批评的终极盾牌。这个观点是：发胖是因为摄入的热量比消耗的热量多，所以肥胖是一种"能量平衡"的失调。这个观点在经过广泛传播后变得根深蒂固，以至于任何反对它的声音都会被视作否认物理学定律的伪科学。

根据能量平衡的逻辑，我们吃下的是热量，排出的也是热量，那么食物对体重的影响，都该用热量算，热量是唯一的关键变量。我们变胖是因为吃得太多，摄入的热量多于消耗的热量。这一简单的理论被用来解释肥胖问题，一直用到今天。宏观营养素，如蛋白质、脂肪和碳水化合物，对人体在代谢、激素、生物酶方面的影响各不相同，有的被用作燃料，有的用于构建组织和器官，还有的被储存成为脂肪。但是这些细节和差异，在能量平衡面前都被淡化了。

从能量平衡理论来说，肥胖和糖尿病、心脏病之间有关联，而饮食导致的激素和代谢变化都无关紧要。因为肥胖会导致糖尿病和心脏病，所以暴食和懒惰都会加重这一趋势。只要饮食适量加更多运动，这些病也是可以预防和尽量避免的——那些瘦子不就是这么做的吗。不管这一理论多么荒谬和漏洞百出，整个欧洲的临床研究都视之为无稽之谈，可医学和营养学机构却视之为真理。肥胖是因为热量不均衡，而糖尿病呢，像乔斯林说的，是一种肥胖带来的惩罚。只要控制住暴食和懒惰，所有问题都能迎刃而解。

当公众开始相信糖导致了肥胖和糖尿病时，热量平衡逻辑也有助于为糖脱罪。按照食物只有热量会影响体重的观点，一卡路里的糖并不会比一卡路里的西兰花、橄榄油、鸡蛋或是其他任何食物更容易使人发胖和患糖尿病。到 20 世纪 60 年代，"热量就是热量"这一观念已经成为营养学和肥胖研究团体的口头禅，不管什么场合都要碎碎念几次（直到现在还是）。

制糖业如久旱逢甘霖一般，从心眼里喜欢这个理论。1953 年，多米诺糖业公司制作了"哪一个更易发胖"的广告。"3 勺多米诺白糖比一个中号苹果的热量低。"从能量平衡的理论说，糖可能是最无害的食物，制糖业甚至会说糖是最佳的减肥食物，因为肥胖是由无差别的热量过剩导致的，制糖业在这一理论指导下占尽优势。这就是为什么我们要了解热量平衡理论的产生、发展、应用和缺点，以及它是如何变成一种信条的。

能量平衡理论

能量平衡理论的本源是基于对胖人和瘦人的观察。和瘦人相比，胖子更容易饿，活动更少，这正好符合不平衡的两个要点：贪吃和懒惰。20 世纪早期，营养学家首先提出了能量平衡理论。他们通过仔细计算人体获取和排出的热量来确定此理论。那个时代，在生物体上验证热力学定律（根据能量守恒定律，所有摄入的能量只能被储存或是排出）被视作 19 世纪晚期营养科学的重大成果。营养学和代谢学的学者快速接受了这个理论，于是医生们在研究肥胖的原因时，也自然而然地接受了这一理论。

第一个应用热力学定律来解释肥胖问题的医生，是德国的糖尿病专家卡尔·冯·诺登。1907 年，他提出："摄取的热量超过身体所需，就会积累脂肪，若这一过程持续下去，就会导致肥胖。"

在密歇根大学的医生路易斯·纽伯格（Louis Newburgh）的大力推广下，冯·诺登的思想在美国广泛传播，扎下根基。纽伯格信奉一条简单的道理："所有胖子的问题都是吃得太多。"他相信过度饮食导致肥胖，所以大力谴责贪婪的食欲和懒惰的习惯。如果有胖子不相信这个理论，纽伯格认为这是放纵和无知。（他本人很瘦。）除此理论外，纽伯格拒绝接受其他解释。密歇根大学在

1939 年对纽伯格加以称赞："在热量传递的控制上，解答了肥胖研究的根本问题，结论性地证明了肥胖不是一种病理性疾病。"

但是，对肥胖是一种病理性疾病的怀疑可没这么容易消散。德国和奥地利的临床学者发现，只有用病理性的方式解释肥胖才说得通，尤其是当体内的激素和生物酶出现问题，无法控制身体细胞正常使用油脂的时候。纽伯格拒绝承认激素的解释，他认为自己已经完全找到了肥胖的原因，就是自我放纵无疑。

古斯塔沃·冯·伯格曼（Gustavo von Bergmann）是当代德国内科医学的领军人物，他认为冯·诺登的观点是一派胡言。[一]伯格曼指出：流入的能量比流出的多，是一种正能量平衡，可以用于解释任何出现增长趋势的系统。能量平衡的理论根本就不是对现象的解释，而仅仅是一种描述，用描述来解释现象是套套逻辑，这就相当于说：房间里挤满了人，是因为进来的人比出去的人多。[二]这仅仅解释发生了什么，而没解释为什么发生，所以这种理论从逻辑上是无用的。冯·伯格曼写道，如果用这个理论来解释孩子长高了，则会说是因为他们吃得多，活动得少。如果孩子不长个，就是因为活动量太大。"为了满足生长的需求，身体总能找到能量。如果身体需要变胖，那么即使已经胖了十倍，仍然不会罢休。"

冯·伯格曼提出的问题是：为什么多余的热量被困在了脂肪组织里，而不是被生化反应消耗掉呢？身体里是否有一种机制，

⊖ 现如今，德国内科医学成就的最高奖就是古斯塔沃·冯·伯格曼奖。
⊜ 1968 年，让·迈耶用一个例子来解释这种谬误："说肥胖是因为吃得太多，就好比说酗酒是因为喝得太多。"

控制代谢和能量的燃烧过程，控制我们的储存和消耗能量的方式呢？

对科学研究而言，提出假说是为了解释现象。判断一个假说的价值高低，就是看它能在多大程度上解释和预测现象。正如冯·伯格曼所说，过度摄入热量所以导致肥胖的假说不能解释这一切。

肥胖是有遗传特征的。同卵双胞胎的相似性不仅体现在长相、身高和头发的颜色上，还有体型，即胖瘦也差不多。体型是可以继承的，就像头发、眼睛颜色和其他所有特征一样。1929 年，维也纳大学内分泌学家朱利叶斯·鲍尔（Julius Bauer）在报告中肯定地说，他研究了 275 名肥胖病人，其中 3/4 病人的父母也肥胖。[2004 年，洛克菲勒大学的分子生物学家杰弗里·弗里德曼（Jeffrey Friedman）描述了基因对肥胖的影响："就像身高一样，基因对肥胖的影响比其他所有因素都大。"]

纽伯格公开质疑基因对肥胖的影响，也否认有些人更容易变胖的倾向。他承认食欲可以继承，但随后宣称"一个更实际的解释"是向家人提供大量食物的家庭传统。"叮当作响的厨房和满桌的餐盘，"纽伯格写道，"肥胖的父母倾向于给孩子提供过多的食物，于是孩子也吃胖了。"乔斯林也表示赞同：容易胖的父母们不是通过基因，而是通过饮食习惯和厨房文化将肥胖传给下一代。

和以上两人不同，朱利叶斯·鲍尔一直专注于基因和内分泌在内科上的应用，是领域内的先行者。1917 年，鲍尔的重要著作《体格与疾病》（*Constitution and Disease*）出版，他在书中说，对基因的忽视，表明他们对基因的了解非常天真。"基因对肥胖负有责任。"鲍尔解释道，"基因会促使局部组织积累脂肪，调节内分泌腺体和神经中枢（导致堆积脂肪），控制进食的感觉，控制能量消耗。我们只有引入更广泛的理论，才能合理地解释这些现象。"

冯·伯格曼、鲍尔，以及欧洲其他的科学权威想知道为何男性和女性积累脂肪的情况不一样。如果都吃过量的食物，为何男人的脂肪主要囤积在腰间（啤酒肚），女性则是腰部以下。能量平衡理论该如何解释呢？纽伯格关于食欲的解释又怎么说呢？在青春期，为何少女的臀部和胸部会增加脂肪，可是同样的部位，男孩只会增加肌肉呢？为何女性在怀孕期间增加的脂肪聚集在腰部以下而不是腹部？（孕妇一人能吃两人饭的说法仍然流行，这不是解释，只是一种观察。）

为何女性在更年期后，或卵巢被手术摘除后更容易发胖？通过动物实验，内分泌学家发现原因是：雌激素会阻止脂肪堆积。纽伯格不理会动物实验，他认为无论何种状况，变胖的女性只是更加倾向于自我放纵，他写道："也许她没意识到，玩牌时不经意间吃掉的糖果会成为后来的烦恼。"

出于以上原因，20 世纪 20 年代到 30 年代，欧洲的临床学者开始重新思考肥胖的原因。在所有生物学因素中，激素可能是调节脂肪积累的重要原因，而用能量平衡理论和食欲解释肥胖可能毫无意义。艾里系·格拉菲（Erich Grafe）是维尔茨堡大学临床医学部的主任，他在 1933 年出版的讨论性别对脂肪分布的影响的书中写道："热量的概念，绝对不适用这个领域。"正如格拉菲说的，双下巴、胖脚、大胸，甚至是一些非洲部落女性的臀部肥胖，这些由鲍尔列举的局部肥胖不可能用热量的概念解释。

在 20 世纪 20 年代以后的一系列文章里，鲍尔吸纳了冯·伯格曼的思想，认为是控制脂肪积累的身体功能失调导致了肥胖。因为某种原因，热量变成脂肪困在脂肪细胞中，既不能释放也无法消耗。在某些因素的驱使下，脂肪细胞不仅囤积过剩的能量，还与其他器官和细胞抢夺能量，导致饥饿和困倦。这些是肥胖导致的后果，而不是原因。鲍尔喜欢把胖人身上的脂肪比作恶性肿瘤或是怀孕女性的子宫和胎儿。脂肪仿佛是独立的器官，从体内摄取并囤积能量，和吃了多少、运动多少毫无关联。鲍尔写道，肥胖就像是一种无政府的混乱状态，脂肪组织自取所需，忽视身体内部对能量管理的精确控制。

糖尿病领域的领军人物拉塞尔·怀德（Russell Wilder）是梅奥诊所的专家，后来担任美国国家科学院食品与营养委员会的主任。1938 年，怀德认为德国和奥地利的理论"值得密切关注"，他曾写道："即使只从饭后的热量中拿走一点，也会降低就餐的满足感，导致胖人更频繁地进食碳水化合物。这些影响看似微小，但长此以往影响很大。"1940 年，西北大学的内分泌学家雨果·罗尼（Hugo Rony）在关于美国肥胖问题的著作中写道："此假说已基本被欧洲所有权威认可。"然后，就没有然后了。

反驳"食欲假说"

随着希特勒的出现和第二次世界大战的爆发，德国和奥地利的医学研究团队解体了，认为肥胖是一种激素失调的理论也随之消散。20世纪50年代，德国主要的内分泌和内科学教材上仍然包含对这一问题的讨论，但它们从未被译成英语。原本是双语环境的医学研究，在战后转为英语。那个时代所有重要的德语医学文献，包括研究肥胖、糖尿病、代谢、内分泌、营养学和遗传学的资料都不再有读者，也不被人引用了。那些在美国主导医学研究几十年、诊治病人的医生们，都将路易斯和纽伯格的理论当作真理。对食欲假说的任何疑问，他们都会用"纽伯格的研究显示"或"纽伯格的回答是"来反驳。战后的这代人就是这样继承了食欲假说。

如果不是因为两个发现，食欲假说本可以更容易被接受。第一个发现是：动物实验始终否定纽伯格的理论，却支持欧洲学院的理论。第一次实验发生在20世纪30年代，实验结果强力支持鲍尔和伯格曼的激素假说，即激素的控制问题导致肥胖。如纽伯格所说，发胖的动物食欲旺盛，变胖时会消耗更多的食物。可是如果控制喂食，只给它们和对照组动物同样多的食物会怎样？所有种类的动物实验都表明，即使限制喂食，发胖的动物仍会继续发胖。有些动物甚至会在肥胖状态下慢慢饿死。不管是什么神秘力量导致了这些动物发胖，反正绝对不是过度的食欲。这种神秘力量要么会锁住能量，转变成更多脂肪，要么会抑制动物将脂肪转化为能量的功能，或者两者兼备。

无独有偶，20世纪60年代，糖尿病、代谢和肥胖方面的杰出学者，哈佛大学的乔治·卡希尔（George Cahill）在总结动物实验后认为，动物肯定进化出了调节脂肪组织的能力，正是这套系统出了问题才导致肥胖。然而卡希尔又说："人类可能也曾具有调节系统，但是在向着智能进化的过程中被抑制了。"

第二个发现是，1960 年出现了一种新的技术，可以精确测量人体内的激素水平。发明人是医学物理学家罗莎林·耶洛（Rosalyn Yalow）和医生所罗门·伯森（Solomon Berson）。当耶洛在 1977 年获得诺贝尔奖时（伯森已经去世，没有分享此奖），评选委员会评论其成就是："生物学和医学领域的革命性成果"。有了这项技术，在第二次世界大战前，欧洲临床医生们终于有机会解答这个疑问：指挥脂肪细胞储存或释放能量的激素到底是什么？

耶洛和伯森的实验室公布了这个问题的答案，他们的发现也随后被他人证实：几乎所有激素都参与了从脂肪细胞中释放脂肪，并向身体提供能量的过程。激素指挥身体的反应，比如战斗或逃跑、控制细胞的复制和生长、控制脂肪细胞在不同情况下的反应。在众多激素中，有一种激素的主要功能是阻止能量消耗，名为胰岛素。20 世纪 60 年代早期，学者们发现所有类型的糖尿病患者体内都缺乏这种激素。耶洛和伯森在报告中写道，胰岛素可被看作人体精确控制能量流转的工具。

当血糖（葡萄糖）水平升高，胰腺开始分泌胰岛素。胰岛素发出信号，让肌肉细胞吸收和燃烧更多葡萄糖。与此同时，胰岛素也会发出信号，要求脂肪细胞储存脂肪。只有当血糖的潮水退却后，胰岛素随之下降，脂肪细胞才会释放储存的能量进入循环（以脂肪酸的形式）；肌肉细胞和器官开始燃烧脂肪而不是葡萄糖。只要血糖被控制在健康的范围，脂肪就可以根据身体需要自由地进入和流出脂肪细胞。耶洛和伯森在 1965 年写道，能够控制脂肪离开脂肪细胞，并用于身体能量的生物学因素是"降低胰岛素的刺激"。通过研究胰岛素的作用，耶洛和伯森将其称为最能导致"脂肪生成"的激素。如果我们想要身体能够正常地使用能量，那么这个信号必须被关闭，或者极大地降低。

耶洛和伯森早期的论文中还有一个发现：2 型糖尿病和肥胖患者的血液中都存在很高的血糖和胰岛素水平。而乔斯林一派的糖尿病专家们却误以为所有的糖尿病患者都缺乏胰岛素，不管是轻微的 2 型糖尿病（年纪较大且体重超标），还是急性的 1 型糖尿病（基本是儿童）。他们认为血糖不能得到控制的原因是胰岛素不足，毕竟这两种糖尿病都可以通过胰岛素疗法得到治疗。

内分泌领域的先行者、奥地利人威廉·法尔塔（Wilhelm Falta）和英国人哈罗德·希姆斯沃斯先后报告说：年老而超重的糖尿病患者出现胰岛素抵抗的症状，但糖尿病专家们对此不予理会。根据耶洛和伯森的研究，2 型糖尿病患者体内同时存在高血糖和高胰岛素，说明患者的细胞对胰岛素的效果产生了抵抗，这个结论很快被其他人的实验证实了。现在很清楚了，我们所谓的 2 型糖尿病，和 1 型糖尿病不一样，不是一种胰岛素缺乏症（至少从一开始不是），而是一种胰岛素抵抗疾病，是由体内过量的胰岛素导致的，是身体对胰岛素过量的一种补偿反应。

耶洛和伯森的第二个重要发现是，肥胖患者也存在高血糖和高胰岛素的现象（曾被耶洛和伯森称为"胰岛素增多"，现在的叫法是"高胰岛素血症"）。如果胰岛素是一种生成脂肪的激素，而胖人的胰岛素水平又这么高，那么也许这就是他们肥胖的原因。也许肥胖和 2 型糖尿病之间并不是乔斯林所说的因果关系，而都是由胰岛素抵抗所导致的结果。"我们基本接受这种说法，肥胖的人有患糖尿病的倾向，可难道轻度糖尿病就没有变胖的倾向吗？"耶洛和伯森在 1965 年如此写道（回应了葡萄牙医生亚伯·若尔丹在一个世纪前的推测），"既然胰岛素具有强效的生成脂肪的效果，那么慢性的胰岛素增多有助于身体积累脂肪。"

如果这个结论是正确的，医学和营养学的学者们就必须回答一个问题：是什么导致胰岛素抵抗和胰岛素升高？

可能是贪吃和懒惰，这是纽伯格的观念，也可能是肥胖本身，正如肥胖学者们将会相信的那样。从 20 世纪 30 年代起，美国研究肥胖的学者们就已否认了激素理论，只要认定高胰岛素和胰岛素抵抗都是肥胖本身造成的，他们就可以继续相信肥胖是吃得太多，消耗太少的结果。而这套理论导致了更多无法解释的问题，比如不胖的人为什么也会有高胰岛素和胰岛素抵抗。尽管如此，这套理论还是被广泛地接受了。

还有一种可能的解释：高胰岛素和胰岛素抵抗是由饮食中的碳水化合物，或仅仅是糖导致的。人在血糖升高时才会分泌胰岛素，而血糖升高是吃下高碳水食物后产生的反应。这套系统在胰岛素分泌过多时会出问题，储存过量脂肪。这个解释并不复杂，也符合一

直以来观察到的现象：糖既能够提供快速能量，也能够提高发胖的
可能。

这些发现直接或间接地导致了一种想法，即限制饮食中的碳水
化合物，特别是绝大多数的糖，是一种非常有效的减肥方法。20
世纪 60 年代中期，这种限制碳水化合物、提倡高脂肪的饮食法
开始流行。一些医生和饮食书推荐此法并取得巨大成功，但学院
派没有参与。领导学院派的营养学家弗雷德·斯太尔和哈佛大学
的让·迈耶将这种方法斥为饮食邪教（因为此饮食法包含大量脂
肪），并宣称鼓吹这一方法的医生和作者在欺骗公众，让他们相信
不用努力锻炼和控制食欲就可以轻松减肥。《纽约时报》在 1965
年报道说："普通人只能通过减少热量摄入来减肥，这是医学
事实。"

这场战斗一直打到 20 世纪 70 年代中期，学院派营养学家和
研究肥胖的学者在一个阵营，医生和饮食书作者在另一个阵营。从
60 年代起，学者们相信，肥胖确实是一种饮食失调症，正如纽伯
格说的那样，是一种病态的食欲。而耶洛和伯森在内科学上取得
的革命性成果丝毫没有影响他们的观点。学者们将研究集中在为
何胖人不能控制食欲，以及如何引导他们实现适量饮食。营养学
家研究的焦点是，饮食中的脂肪是否导致了心脏病，或者由于脂
肪能量密度很高，是否也导致了肥胖。（1 克蛋白质或碳水化合物
产生 4 大卡热量，1 克脂肪产生 9 大卡热量。）在研究过程中，他
们始终拒绝相信糖除了提供热量外会导致胰岛素抵抗，从而引发
肥胖。

送给制糖业的礼物

"1 大卡热量的糖不会比 1 大卡热量的其他食品更能使人发胖。"从 20 世纪 20 年代开始，制糖业一直利用这个理论为产品辩护。只要肥胖仍被认定为一种饮食失调，这个理论就显得合情合理，这是一份营养学家和肥胖研究者们送给制糖业的最好礼物。

艾森豪威尔总统的医生对他建议，如果不想变得更胖，就要避免吃糖。于是就有了一张艾森豪威尔在咖啡里添加人工甜味剂——糖精的照片。1956 年，制糖业启动了一场耗资 75 万美元的宣传攻势，目的是"打压糖使人发胖的报道"。这些宣传的科学基础是一种似乎很有道理的说法："热量只要被消耗掉，就不会沉淀为脂肪。"促成宣传的起因是一张艾森豪威尔总统的照片，照片中，总统向咖啡中添加人工甜味剂，也就是糖精。据《纽约时报》的报道，艾森豪威尔的医生建议他"想要保持苗条就不要吃糖"。（照片被刊登在《纽约时报》的头版，引起了巨大反响。）制糖业的广告这么说："糖既不会让你瘦，也不会让你胖。所有的食物都提供热量，不管是糖，还是牛排、葡萄或是冰激凌，它们转化的热量本身没有区别。"

大约 60 年后，《纽约时报》在 2015 年报道称，可口可乐出资成立了一家名为"世界能量平衡社区"（GEBN）的机构，吸引众多学院派研究人员竞相参加，目的是"转移人们对不良饮食的责备"。学者们仍然在重复这样的论点："主流科学家们知道，肥胖是由于多吃产生的热量过剩，或是运动不足导致的。"只要反对这个观点，就是伪科学或极端观点。世界能量平衡社区成员的目标是成为"能量平衡的冠军"，从而给肥胖问题加入一种"基于科学的、能量平衡的价值观"。世界能量平衡社区的网站上说："我们还没有完全理解能量平衡，但有很多证据表明，维持一种较高的运动水平更利于健康（坚持运动、消耗更多热量的生活方式）。"这暗示着问题并不是因为喝多了可乐，或是吃了太多的糖，又或者是其他的所有东西，而仅仅是因为活动量不够，所以无法有效地消耗能量，这是一种自然而然的能量平衡思维。制糖企业和其销售商们，如可口可乐、高糖食品和饮料公司，一直顽强地生存着，而我们对于为何会发胖的幼稚理论，一直支持着这些公司顽强生存、屹立不倒。

第7章

大公司

如果每个美国人在早餐时多往咖啡里加一勺糖，
全国每年就会多消费 20 亿磅（90.72 万吨）白糖……

——《福布斯》，1955 年 10 月 1 日

1928 年，制糖业成立了行业内的第一个商业联盟：糖业协会。这么做不是因为营养学家对糖的批评，而是因为糖在美国市场上严重过剩。商品过剩意味着价格极低。《纽约时报》称这种情况为精炼厂和批发商们上演自杀一般的价格战。糖业协会的目的是联合所有参与者，建立行业规范，共同促进消费者对糖的需求，因为只有这样才能重建供需平衡。

在之后的 3 年里，糖业协会坚持不懈地在报纸、杂志上刊登广告，宣传糖是一种健康食品，就像 20 世纪 30 年代宣传的益生菌和如今的复合维生素一样。冬天和春天，广告说糖能够驱寒保暖，增强免疫力；夏天，广告说含糖饮料解暑降温，清凉去火；秋天，广告说糖能解除午后的疲劳："最新科学研究表明，吃块蛋糕、几颗糖果、一份冰激凌或是喝几口饮料，甚至仅仅是一杯加糖的白水都能使人恢复活力……"

1931 年，美国司法部对糖业协会提起诉讼，指控它以行业联合的方式控制市场价格。糖业协会被纽约法院判决败诉，再次上诉后又被最高法院驳回。法院认定糖业协会为了保护其各个成员的利益，总共违反 45 条法规。1936 年，糖业协会被迫解散。

随着第二次世界大战的临近，制糖业危机再起。营养学家们在过去 50 年里发现了维生素和矿物质的重要作用，并指出它们的缺乏会导致疾病，如坏血病、糙皮病、脚气病等。从"新营养学"发展出的一系列研究显示，相当多的美国人存在营养不良的状况，他们没有从饮食中获取足够的维生素和矿物质。1940 年，军队开始征兵。在第一批应征的 100 万人中，40% 由于健康问题被拒，其中最主要的问题是蛀牙。针对这些情况，政府采取了众多举措，其中之一是成立了国家研究委员会下辖的食品和营养协会，此机构发布了一个营养每日需求表，包含热量、蛋白质和其他 8 种营养物质。而糖在所有营养类型中，仅仅只包含热量。食品和营养协会的主任拉塞尔·怀尔德说："毫无疑问，糖是所有食品中最糟糕的。"两年后，食品和营养协会与美国农业部联合发布了一个为了健康，每天都应该吃一点的"7 类食品"，这其中仍然没有糖。

糖只有热量，不含蛋白质、维生素和必要的矿物质，于是认为糖是一种"空能量"的概念开始流行。随着战争的临近，政府对这一趋势乐见其成，这会为将来实行配给制创造条件。曾被制糖企业称作"饮食邪教"的组织得到了营养学家和政府机构的帮助，它们宣传健康饮食中没有糖的位置。一份制糖业的文献将这种宣传称为"配给制的糖衣炮弹"。1942 年，政府印发了一本为配给制做准备的小册子，小册子里有一个提问："你到底需要多少糖？"回答是："食品专家说，完全不需要！"这些宣传让制糖业感受到存亡的危机，称其为"反糖的密集火炮"。

美国医学会的食品和营养理事会发表了一篇报告，说糖是一种"极度缺乏维生素"的饮食元素，如果用它来取代天然食物，会导致营养不良。理事会认为，只有和营养丰富的食物，比如牛奶和鸡蛋共同食用，糖才是无害的。但即使这样，"糖只不过提供了些热量，作为甜味剂而已"。报告总结说："所以实际的做法应该是，在所有可能的情况下降低糖的用量。"1942 年，当对糖的配给制正式开始后，一些学术权威的言论相当直白，"别抱怨糖的配给了，"路易斯·纽伯格对记者说，"如果根本没有糖，那才是帮了大忙。"

根据制糖业内部的文件记录，高管们认为政府官员没有接受正确的观念，他们只是不知道"关于糖的事实"而已。而现在在他们要着手消除这些不良影响，不能让人们把配给制下形成的习惯保持到战后。"现在的咖啡都不加糖了，"一份业内报告警告说，"这有可能导致人们在战后也习惯喝无糖的咖啡。"

1943 年，制糖业成立了一个新的非营利性机构——美国糖业研究基金会[⊖]，其目的是"为甘蔗和甜菜制糖行业提供有建设性的服务"。写下这句话的人叫欧迪·兰博恩（Ody Lamborn），他原是纽约咖啡和糖商品交易所的主席，后来成为 SRF 的首任执行总裁。"当战争结束，配给制被取消时会怎样呢？"兰博恩写道，"可以肯定的是，绝不能让美国人持有被毒害的思想，抵制宝贵和有价值的糖。"

SRF 的工作重点是引导大众对糖的认知，资助和整理与糖相关的研究，找出糖对人体有益的证据。其成员包括种植者、精炼厂和加工厂，他们每年共出资 100 万美元用于 SRF 的运作。SRF帮助加州水果种植者销售橙子和橙汁——"谁不知道新奇士的橙子呢？"或是帮助亨氏、金宝汤等私有企业销售产品。就像它名字的含义一样，美国糖业研究基金会不会放任任何一种可能有损制糖产

⊖　就是我们前面讲过的，在 1950 年讨论糖和烟草的联姻中的 SRF。

业的活动或言论，它现在需要解决的最大问题，也是所有制糖业的共同问题，就是"保卫糖的食品地位，并尽力扩大战后市场"。

逐渐扩大的蛀牙问题

和烟草行业或其他行业的联盟相似，SRF 面临一个两难的问题：如何能够一方面维护糖的形象，另一方面资助关于糖的研究呢？如果研究结果对糖不利，这两个目标岂不是互相矛盾。管理层当然希望这种事不要发生，但谁也不能保证。此时就体现出公关的重要性，一旦研究结果对糖不利，SRF 就要想办法干预研究，并提出一套面向大众的宣传手段，消除影响。

1951 年，美国糖业研究基金会更名为美国糖业协会（Sugar Association Inc，SAI），SAI 出资 300 万美元成立研究基金，向全美所有高等学府提供资助：从东海岸的普林斯顿大学、哈佛大学，到西海岸的加州理工学院。当时的学者被鼓励与产业集团保持密切的合作关系，SRF/SAI 的基金进入了一些营养学、碳水化合物化学和代谢学方面最杰出的学者手中。研究项目是经过挑选的，基金会也得以定期在《科学》（Science）和其他有影响力的期刊上发表文章。第一笔资金 12.5 万美元，被给予麻省理工学院，用于进行一项为期 5 年的、针对碳水化合物代谢情况的研究。通过这项研究，麻省理工学院不仅能够培养出年轻的一代科学家，也能扩展糖在工业方面的用途。在宣布接受基金的同时，麻省理工学院还宣布了一项人事变动：化学系的助理教授罗伯特·霍凯特（Robert

Hockett），将离开学校，前往 SRF/SAI 担任科学主管。麻省理工学院的校长随后宣称，这次和制糖业的合作，为将来的产业集团和大学之间的合作树立了榜样。

从战争初期开始，制糖业资助了众多学者，并和其中的两位成为终生的朋友。这两位学者是明尼苏达大学的安塞尔·基斯（Ancel Keys）和哈佛大学营养系的建立者弗雷德·斯太尔。20世纪六七十年代，他们在维护健康饮食中糖的地位、反对"糖导致了慢性病"的理论中发挥了重要作用。

早在 20 世纪 50 年代，SAI 就在多个方面努力维护公共关系。当美国人被告知糖会导致龋齿和蛀牙时，SAI 会启用由其资助的学者，找出一种说辞来劝说大家不要少吃糖。当肥胖迅速成为社会问题，美国人转而使用人工甜味剂时，SAI 也立刻着手解决问题。烟草行业在 60 年代经历抵制行动时也是这么做的，一些经历了糖业保卫战的专家们转而为烟草业服务，其中尤以罗伯特·霍凯特最为出名。[⊖]

上千年前，龋齿、蛀牙和糖之间的联系就曾被提起，而我们确认这种关联性的时间也超过百年。公元前 4 世纪，亚里士多德曾好奇，为什么无花果（一种很甜的水果）会损害牙齿。公元 6 世纪，糖是英国皇室的专享。一位从德国前往伦敦的旅行者，写下了著名的评论："伊丽莎白女皇的牙齿是黑的，这是吃糖太多的英国人才

⊖ 20 世纪 70 年代早期，霍凯特担任烟草研究理事会的科学主管，为了减少研究对产品的不利影响，他以停止科研经费作为威胁，要求至少一名研究员更改研究结果，模糊吸烟导致癌症的关联性。

有的毛病。"他还写道，英国的穷人看上去比富人更健康，因为糖是一种奢侈品，而穷人无法负担。"糖腐蚀牙齿，让牙变黑，还会导致口臭，"一段 17 世纪的文章说，"年轻人要格外当心，不要吃得太多。"类似的想法不断在此后的医学意见中出现。

蛀牙本不是非常普遍的疾病，但是在 19 世纪中期以后开始爆发。[⊖]19 世纪 90 年代，英国军队拒绝了"极高比例的应征者"，因为他们存在蛀牙问题。20 世纪 30 年代，大西洋两岸的学者们都曾记录，在穷人和营养不良的人中，有很高的比例存在蛀牙问题。乔治·奥威尔在《通往维根码头之路》中写道："想在工人阶级中找一个满嘴好牙的人，可要颇费一些时间。"确实，成年后还保持牙齿健全的人为数不多。"一些人给我建议，还不如早一点把牙都掉光。'留着它们也只是徒增痛苦而已。'一位女士如此对我说。"

韦斯顿·普莱斯（Weston Price）是一名牙医，也是美国牙医协会研究委员会的成员。他在 1939 年发行了《营养和身体退化》（*Nutrition and Physical Degeneration*）一书，研究世界各地的牙齿健康情况。普莱斯的报告说，那些与世隔绝的民族，只要是没有引进糖和面粉，仍然保存原有饮食习惯的，比如瑞士的山间村落、中非的游牧民族、因纽特人、北美原住民和南太平洋岛上的居民，几乎无人患有蛀牙。

"直到精炼糖出现之前，蛀牙并不是主要的健康问题，也不会造成经济上的风险。"西北大学的化学家福斯迪克（L. S.

⊖　其发展模式和糖尿病如出一辙，这大概不是巧合。

Fosdick）在 1952 年写道："即使在今天，在那些精炼糖仍然是奢侈品的国家，蛀牙也不是一种主要疾病。"

蛀牙问题大概从 19 世纪晚期开始凸显。如福斯迪克说的，"因为糖的出现，细菌在口腔里找到了适宜生存的环境"。细菌为自己制造了一个酸性环境，这些酸会腐蚀牙釉质。这个效果虽然短暂，但会在每次进食时积累。所以我们每天喂食细菌的次数越多，牙齿受到攻击的次数就越多。我们吃高糖或高碳水的零食越多，越容易形成蛀牙。饭后立即刷牙，是一种已知的有效避免蛀牙的方法，但也不如完全不吃糖的效果来得好。20 世纪 30 年代，牙医开始向病人建议使用少糖饮食，这一方法即使对营养不良的孩子也是有效的。

但是有一个明显的反例成为制糖业反击的法宝，那就是：糖可能并不会比其他容易消化的高碳水化合物食物更容易导致蛀牙，比如面粉。和果糖或蔗糖一样，淀粉转换而成的葡萄糖能够喂养酸性细菌。在首批获得资助的团队中，美国糖业研究基金会将这个课题分配给艾奥瓦大学和哈佛大学的团队［弗雷德·斯太尔和他的同事勒罗伊·约翰逊（Leroy Johnson）］，要求重新评估糖和蛀牙形成间的关系。1950 年，美国糖业协会的内部文件显示，它获知了以下信息：包括糖在内的碳水化合物都会导致蛀牙，易溶于水的糖（蔗糖或果糖）可能比其他种类的糖更易导致蛀牙，但这一观点尚存争议。

所以从制糖业的角度说，它认为问题在于牙医并不在意其中的

区别，而仅仅要求孩子们不要吃糖。于是美国糖业协会在 1950 年
的报告里说："研究的终极目标是找到控制蛀牙的有效方法，而不
是限制摄入碳水化合物。"协会的公开言论是，精炼糖和其他碳水
化合物食物相比没有特殊性。如果我们把预防设为目标，就必须限
制所有的碳水化合物食品。糖业协会的主席罗伯特·霍凯特写道，
"当今的大多数医学建议都管得太宽"，如果这种方法需要美国人全
面降低碳水化合物的摄入，"那是基本不可能成功的"，所以不能这
么做。制糖业要做的是，继续出资研究其他预防蛀牙的方法，比如
对抗口腔细菌的疫苗。与此同时，我们要进行反驳，牙医应该给出
的正确建议，比如每顿饭后都要刷牙，或者是每次吃东西后及时漱
口，避免可能产生的蛀牙。

狙击糖精和甜味剂

制糖业也用同样的策略来应对肥胖。热量就是热量，如果要限
制热量，那么不仅仅是糖，所有食物都应该被限制。显然，制糖业
知道如果没有这个论点，它的策略就站不住脚。

不知是不是巧合，从 20 世纪 60 年代开始，大量美国人开始
节食。媒体投入了关注，低热量食品也大行其道。"数以百万的美
国人，不论男女，都开始了和肥胖的战斗。"1953 年的《时代杂志》
报道说。美国医学会认为"肥胖已经成为美国人的头号健康问题"。
和瘦人相比，3400 万超重的美国人（盖洛普调查数据）有更高的
死亡率。到 60 年代末，每 5 个人中就有 1 个超重（标准为体重超

出预期的 10%），《纽约时报》将情况描述为"美国饮食的大问题"。每 3 个人就有 1 个计划要开始节食（也包括曾经节食，后来反弹的人）。

节食产业开始蓬勃发展，而制糖业将其视作直接威胁。1952年，"低热量"饮料售出 5 万箱，其中的"无糖"饮料主要供糖尿病人使用。1959 年，"低热量"饮料销量达到 1500 万箱，虽然这只占软饮料市场的微小份额，但数字每年都在增长。

软饮料生产商们终于做出了反应，可口可乐和百事可乐都快速推出了自己的减肥饮料，但制糖业没有退路，以攻为守才是保护市场份额的唯一办法。它首先需要维护糖在健康饮食中的地位，即使将其包装成减肥工具也在所不惜；其次是直接攻击自己的竞争对手——人工甜味剂，正如它们在 20 世纪 60 年代做的那样。

1951 年，美国食糖精炼公司发起一波密集的广告攻势，目标是发送 9 亿条广告，覆盖 300 家报纸、增刊和杂志——强调糖，尤其是精炼白糖包含的能量对孩子十分重要。3 年后，美国糖业协会接过了接力棒，通过糖业信息公司这个公关公司来不遗余力地教育群众："在所有类型的饮食中，糖都是有价值的。"糖业协会谋划了一个耗资 180 万美元、持续 3 年的推广计划，由业内传奇的芝加哥李奥·贝纳广告公司代理。⊖

⊖　贝纳广告公司名气很大，创造的形象包括绿巨人、托尼虎、面团宝宝、抽万宝路的男人。1998 年，贝纳登上 20 世纪最有影响力的百强人物榜，被《时代》杂志誉为"营销之王"。

　　当哈佛大学、康奈尔大学和斯坦福大学医学院的医生们在医学期刊上呼吁人们不要吃糖，避免甜食的时候，制糖业则坚定不移地向大众宣传糖绝不会让使人发胖。在李奥·贝纳公司的帮助下，糖业信息公司通过营养学家提出的两个假说来进行宣传。第一，肥胖是由于无差别的能量过剩导致的。如果是这样，那么糖就没有任何特殊之处，既不会减少也不会增加体重。制糖业一直到现在都是这么宣传的。第二，饥饿感要么来源于低血糖，要么是因为中枢神经感应到可用的葡萄糖不足。（后者来自让·迈耶，他在哈佛大学弗雷德·斯太尔的部门工作，至少部分受到美国糖业协会的资助。）这两个假说不断被实验结果打脸，于是只能在接下来的 20 年间继续保持假说的身份，但营养学家对它们情有独钟，现在仍然如此。偏见一旦形成就很难转变，即使与之相悖的证据不断涌现，人也会视而不见。这些证据持续证明：能够快速升高血糖的食物，或是容易被吸收、代谢迅速的食物（比如说糖），如此才会特别容易让人产生饥饿感，导致过度饮食。

　　因为这两个假说看似合乎逻辑，所以制糖业充分地加以利用：因为一茶匙（糖业信息公司谨慎挑选出的单位，也许源自人们在喝茶或咖啡时喜欢放糖）糖只含有 16 大卡的热量。[⊖]由于糖的代谢速度很快，所以"比其他食物更容易满足食欲，让你在吃下更多其他热量之前就饱了"。按照这个逻辑，"在两餐之间吃糖，能够消除饥饿感，帮助你战胜超重的最大敌人——过量饮食"。下面是一个糖业信息公司在广告中发布的问答信息，刊登在 1957 年的《华盛顿邮报》上。

⊖　糖类广告偶尔会说 18 大卡。

问：为什么糖能让你吃得更少？

答：还记得童年时的场景吗？妈妈不让你在饭前吃饼干或是糖果。也许妈妈并不了解背后的科学道理，但事实是，糖比其他食物更能满足食欲……如果你不想吃得太多，就试试餐前吃点甜食吧，它能帮助你少吃些正餐，避免过多的热量摄入。

在这种全民超重、共同减肥的环境下，节食成了举国关注的热点问题。制糖业的广告发挥了效果，在这种逻辑的宣传下，糖的生产和消费量又创新高。

20 世纪 60 年代早期，美国糖业协会的高层开始注意到来自人工甜味剂的威胁，特别是糖精和甜蜜素，正在成为糖的替代品。为了维护行业的利益，制糖业必须予以坚决反击。人工甜味剂不仅更容易被担心体重的人们接受，价格也比糖便宜。也许正是这些原因刺激制糖业做出更多反应，甜蜜素在 10 年内被从市场上完全抹去，而糖精也被烙上了潜在致癌物的印记。

和很多糖的竞争对手一样，糖精也有着悠久的历史。1879 年，糖精被从焦煤中提炼出来，成为糖的替代物，即便在那个时代，也并非昂贵的产品。糖精的甜度是糖的 500 倍，成本却只有糖的 1/10。食用后能够穿肠而过却几乎不被消化，这种特点对糖尿病人尤其合适，因为医嘱不许吃糖，也适合希望限制热量和碳水化合物的胖子。记者里奇·科恩（Rich Cohen）在关于糖精的文章中写道："这还是历史首次，我们接受一种食物不是因为它营养丰富，而是因为它没有营养。"

至今，我们对糖精尚存争议。对糖精的争议始于 1907 年，西奥多·罗斯福总统要求美国农业部下属的国家化学局对糖精进行安全性评估。时任化学局首席化学家的哈维·威利（Harvey Wiley）接受了这项任务。当时，国会刚刚通过的《纯食品与药品法案》正是得益于威利的大力推动。这是美国历史上第一个产生重大影响的消费者权益保护法案。此法案禁止在加工食品中添加危险防腐剂，也禁止药品包含成瘾性和不安全的成分。《纯食品与药品法案》是一个开端，此后还通过了一系列的相关法案，美国农业部下辖的化学局也演变为后来众所周知的 FDA。

威利相信糖精是一种不安全的食物（他自己的研究显然没能证明这一点），因此他向罗斯福总统报告说，任何购买、使用糖精来甜化食品的消费者都被骗了。"消费者以为自己吃的是糖，"威利说道，"而实际上，他们吃的只是一种提取自焦煤的甜味剂，不仅没有任何营养，还会损害健康。"生产水果罐头的厂家如果使用糖精，可以在甜化和保存产品上节省大量成本。但这样的理由显然不能打动威利，他从 1883 年开始就在农业部任职，并一直负责促进美国国内的制糖业发展。威利用多年时间研究甜菜生长的最佳土壤和气候环境。如果要为促进美国甜菜发展的人颁奖，没人能比他更有资格获此荣誉。

在糖和糖精的问题上，罗斯福总统显然有不同意见。他的体型较胖，为了防止继续胖下去，按照私人医生的要求，每天使用糖精来代替食糖。针对威利的建议，罗斯福的回答是"任何说糖精有害的人都是傻瓜"，争论就此结束。

草率地确认糖精的长期安全性，罗斯福也许是错的。但威利言之凿凿地说糖精"极度危险"也同样不负责任。相比之下，罗斯福更懂得健康的取舍之道。一个是无营养的甜味剂，一个是无热量的甜味剂，如何选择才能避免肥胖显然不是太难，他抓住了问题的要领："哪种更糟糕，是糖，还是糖精？"

1975 年，FDA 对糖精发布了禁止令。国家科学院的领导菲利普·汉德勒（Philip Handler），在一次以甜味剂为主题的研讨会上，将甜味剂定义为一种可以权衡的利弊之争。"我上学时听过一句老话，'瘦老鼠给胖老鼠收尸'。"现有数据表明，超重的人比瘦人死得早。如果使用无热量的甜味剂来代替糖可以起到减重的效果，那我们面对的真正问题就是："减肥带来的好处能否抵消其潜在的致癌和其他副作用的危害。"

但 FDA 不这么想。FDA 不评估收益，只在意食品添加剂的潜在风险，这是它成立的目的。不管罗斯福总统怎么想，从 1913年开始，联邦政府要求厂家在添加糖精时必须在标签上注明"仅在糖会产生有害影响时使用"，或是"仅适用于必须限制日常糖分的个人"。每次食糖短缺，特别是在两次世界大战期间，都会促进糖精和甜味剂的销售。但除此以外，它们都仅仅被用于糖尿病和消化不良。

和糖精相比，甜蜜素的历史既不精彩，也没什么争议。甜蜜素（环己基氨基磺酸钠）是 1937 年雅培公司开发并于 1950 年以药片形式进行销售的产品，甜度是糖的 30 倍。和糖精相比，甜蜜素没有那种微苦的回味，可用于烹饪和烘焙，且不管工艺如何都不会损失甜味。

和糖精一样，FDA 要求在含有甜蜜素的产品上清楚地标注"仅适用于必须限制日常糖分的个人"。到 20 世纪 50 年代，有此需求的人数大幅攀升，显然，这是因为大家都想要限制日常的糖分摄入。有需求就有供应，为了满足公众的节食需求，减肥食品行业应运而生，它将甜蜜素和糖精混合使用，并形成了 10:1 的行业标准。

无热量和低热量的软饮料首次出现在 1952 年，单独使用甜蜜素或糖精作甜化剂，或者将两者按比例共同添加。从表面上看，饮料被放在药房或杂货店里销售，专供糖尿病人，但实际上销售对象很广。1963 年，第一批推出无热量饮料的大公司分别是皇冠可乐公司、Canada Dry 公司和 Dad's Root Beer 公司。可口可乐和百事可乐紧随其后，也推出了自己旗下的减肥汽水。减肥汽水的销量从 1957 年的 750 万箱，增加到 1962 年的 5500 万箱，并在此后每年翻番。1964 年，减肥汽水占整个软饮料市场的 15%，据分析员预测，其市场份额有望在将来占总市场的 1/3。

为了应对减肥汽水的威胁，制糖业拿出 100 万美元用于广告宣传，宣称减肥汽水不能给正在发育的孩子提供足够的营养，除此以外还发明了各种段子，比如"用这种方法减肥，就好比用倒烟灰的方法给飞机减重"。（皇冠可乐公司的产品几乎占减肥汽水市场份额的一半，它用一系列广告调侃制糖业："如果让你们少喝糖也是一种罪，我甘愿认罪伏法。"）

制糖业公开宣称解决供过于求的方法是继续扩展糖在工业市场上的用途，使其产品多元化，比如洗涤剂、净水剂和烟草行业。但是制糖业在这些方面的利润无法弥补由于人工甜味剂的竞争，使其在食品行业遭受的损失。

暗地里，制糖业试图通过搜集证据，利用FDA将竞争对手逐出市场。管理层对此策略很感兴趣，因为它曾经显露出胜利的希望。1969年，美国糖业协会成立了国际糖业研究基金会，其副总裁约翰·希克森（John Hickson）如此描述当时的情况："我们要找到新证据，迫使FDA履行监管职能，否则只能眼睁睁地看着市场份额被抢走。"关于甜蜜素和糖精，希克森曾对《纽约时报》直言不讳地说："如果你卖1美元的产品，竞争对手只卖90美分，你应该拿板砖拍死他。"

《纯食品和药品法案》制定20年后，美国国会于1958年通过了其修正案，这就是希克森说的板砖。原始版本的法案要求，在获得FDA的许可前，所有新出现的食品添加剂不得用于加工食品。法案特别指出，FDA进行判断的唯一标准是安全性。如果添加剂表现出任何一点安全隐患，无论其好处有多少，都不得通过评审。所以不管是罗斯福总统还是菲利普·汉德勒，他们想要权衡利弊的想法都行不通了。在议员詹姆斯·德兰尼（James Delaney）的推进下，国会在1958年通过了修正案。由于詹姆斯的一位亲人不久前因癌症去世，修正案中包含了一条"德兰尼条款"，该条款特别规定：如果一种添加剂在被食用后，会导致人类或动物患癌症，这种添加剂就不可以被视作安全的。

1958 年的修正案允许 FDA 对 700 种已存在的成分进行豁免，只要它们被认定为"总体安全"。这种认定需要有相应资质的专家进行。所有被认定为总体安全的成分，包括甜蜜素和糖精在内，都可以被作为食品添加剂，由企业随意使用和销售。但是如果有新的证据表明其存在安全风险，则 FDA 有责任对它们进行重新评估。

1963 ～ 1969 年，美国糖业协会花费超过 60 万美元（相当于现在的 400 万美元以上）来资助相关研究，搜寻对甜蜜素不利的证据，迫使 FDA 将甜蜜素移出总体安全清单并禁止使用。这些钱多数被投向不知名的机构，比如威斯康星研究基金会和伍斯特生物实验基金会。这些基金会的学者们在所有可能的方面展开调查：消化、排泄、代谢、血液传输、药物交叉反应、发育障碍、细胞或染色体损伤，所有可能导致癌症的特征，还有对性激素、生育缺陷、行为习惯，甚至胃部不适的影响。即使什么发现也没有，研究机构也会定期发布新闻，将甜蜜素和糖精列为潜在的健康威胁，增加消费者对他们在安全方面的担心。

1965 年 5 月，FDA 首次发布针对甜蜜素和糖精的评估报告，认为无须担心。5 个月后，糖业协会宣布，威斯康星研究基金会在知名学术期刊上发表了一页纸大小的文章，显示甜蜜素可能导致实验小鼠的发育障碍——他们每天给予小鼠的剂量相当于上千罐减肥汽水的总和。这是威斯康星研究基金会唯一发表的关于甜蜜素的文章。但在此之后，它的两名学者（总裁和生物化学部的部长）在 20 世纪 70 年代初期继续对甜蜜素和糖精进行研究。他们一边向糖业协会汇报，一边多次拜访 FDA，用尚未公布的研究结果展示，甜蜜素有可能导致从生育缺陷到"精神障碍"的各种问题。

威廉·古德里奇（William Goodrich）是一名为 FDA 工作的助理法律顾问，他曾向法庭证言，FDA 一直怀疑威斯康星研究基金会的工作是基于制糖业的资助。"存在禁止软饮料行业使用甜蜜素的利益关联。"他还说，制糖业律师的备忘录里"保存了各种甜蜜素潜在问题的资料，他们利用这些信息在辩论中对我们狂轰滥炸"。

最终，在 FDA 的要求下，雅培公司在 1970 年提交了一份报告，证明高剂量的甜蜜素确实能够使雄性小鼠产生膀胱癌。现在是德兰尼条款发挥作用的时刻了。可口可乐公司的一位高管后来评论说，根据实验数据，要想使人类患癌症，需要每天饮用 550 罐汽水才能达到有效剂量。"得癌症之前，你更可能先被淹死。"但德兰尼条款不考虑剂量问题。

FDA 最初只想禁止甜蜜素在软饮料和食品中的应用，保留对肥胖和糖尿病人的使用许可，因为这些病患需要根据医嘱，避免多吃糖以降低热量摄入。但健康食品活动家们担心这样不足以排除化学致癌物（拉尔夫·纳德发起的公民健康研究团体向 FDA 喊话，要求其履行"防止癌症"的首要义务），于是对 FDA 施加压力。1970 年 10 月，FDA 发布了对甜蜜素的全面禁止令。两年后，约翰·希克森离开国际糖业研究基金会，开始为雪茄研究委员会工作，一份烟草行业内的保密文档将其描述为："卓越的科学政治家，在代表糖业研究基金会工作期间，利用威斯康星研究基金会的不确定结果，对甜蜜素进行了成功的打击。"

制糖业几乎也要成功地将糖精完全赶出市场了，1972 年，FDA 将糖精从"总体安全"的名单中移出，在找到更多决定性证据前，禁止食品工业将其作为添加剂，但是允许消费者购买并作为甜味剂自行添加。FDA 的决定源于威斯康星研究基金会的另一项未公开发布的研究：吃下巨量糖精的老鼠也出现了膀胱癌。[⊖]这次的老鼠实验和上次威斯康星研究基金会证明甜蜜素致癌的实验如出一辙，老鼠从胚胎、出生到成长的整个环境都在接收大量的糖精。如果同样比例的剂量放在人类身上，相当于"生命中的每一天都喝下 800 罐汽水"，《纽约时报》解释道。（一名议员曾说："只说一天好了，人类连这个量的 1/10 也喝不下去，不出 50 罐就能喝到死。"）虽然在日本、德国、英国和荷兰进行的慢性毒性实验都显示，糖精没有表现出有害的迹象，但法律就是法律，德兰尼条款赋予了 FDA 禁止糖精的权利。

1977 年，加拿大学者报告了一起类似的研究，证实了威斯康星研究基金会的发现。FDA 随后又准备全面禁止糖精，但受制于政治压力，最终未能执行，只是规定在以糖精为主的低热量糖包装上必须有警告标签。这一规定执行到 2000 年。（让人疑惑的是，加拿大国内禁止使用糖精，但是可以使用甜蜜素。所以美国的低热量糖是糖精，而加拿大的低热量糖是甜蜜素。）

⊖　1974 年，威斯康星研究基金会在美国化学协会组织的甜味剂研讨会上确实提交过一页篇幅的论文。

学者们后来认识到，啮齿类动物和人的区别还是挺大的。即使老鼠在大剂量的喂养下偶尔出现了膀胱癌，也不能说明人类的情况。美国国家癌症研究所后来明白了这一点。FDA 也开始明白糖精或甜蜜素都不会导致癌症。2000 年 12 月，FDA 撤销了甜味剂产品添加警告标志的要求，但是人工甜味剂在公众中的形象已经无法挽回。20 世纪 80 年代，减肥饮料的销售增长开始放缓，一个解释是消费者认为含人工甜味剂的饮料有损健康，所以重新转向了加糖饮料的怀抱。就这样，制糖业成功地狙击了威胁到自己生存之本的竞争对手。然而糖自己也面临着这样的风险：失去总体安全的标签，成为众矢之的。

第8章

为糖辩护㊀

如果我们想从食谱中发现文明的疾病，就应该去看饮食中改变最大的是什么。

——约翰·尤德金（John Yudkin），《柳叶刀》，1963

作为一名教育工作者，我真正的问题是：如果我对别人说，你们吃糖太多了；如果我对一些母亲说，你们不该给孩子吃太多糖，这样对身体不好。我的观点会被科学家谴责吗？

目前没有实际证据将糖和某种疾病联系起来。我们也不知道将糖换成更多元化的碳水化合物食物，是不是更健康的饮食。在这些尚未清楚之前，我能否无所顾忌，畅所欲言呢？

——约翰·戈索（Joan Gussow），哥伦比亚大学营养系主任，1975

㊀ 在此章节中，大多数关于糖业联合商会和它保卫糖的故事，被首次发表在《琼斯母亲》（*Mother Jones*）期刊的 2012 年 11 月至 12 月号上，由克里斯丁·卡恩斯（Cristin Kearns）和我合著。此章节的内容，有赖于克里斯丁对制糖业文献的发掘。

1976 年，美国糖业协会的总裁小约翰·塔特姆（John Tatem，Jr.）做了两次精彩的行业演讲。一次是 1 月，听众是芝加哥营养协会。还有一次是 10 月，在亚利桑那州的斯科茨代尔市，听众是美国糖业协会的高管成员们。

塔特姆在演讲中说，即便不是理想的营养品，糖也是一种健康食品。"糖是最纯净、最经济的碳水化合物来源。"实际上，作为一种便宜的热量来源，糖在很多不发达地区是抵抗饥荒的重要营养物。但是最近，糖正遭遇攻击。塔特姆说："糖的敌人们，指控糖对几乎所有疾病负责，从心脏病到手心出汗。"

敌人就是那些兜售健康食品概念的人，塔特姆说，"他们是一群用心险恶的投机分子""这些鼓吹者和骗子们招募拥趸，吸引媒体，用纳粹的宣传手段撒下弥天大谎，欺骗普通群众和善意的新闻评论员。"反糖宣传的结果是，塔特姆说："本来完全没问题的糖，成了具有高度争议性的东西。如果我们想了解真相，就不得不在伪科学的口水中跋涉很久。"

至少在公开场合，塔特姆看起来并不狼狈。他所谓的兜售健康食品概念的人包括以下几位：美国农业部下辖的碳水化合物营养实验室主任沃尔特·默茨（Walter Mertz）；英国最有影响力的营养学家、欧洲最具奉献精神的营养机构创始人约翰·尤德金；哈佛大学营养学家、美国最有影响力的营养学家，后来成为塔夫茨大学校长的让·迈耶。

1976 年 6 月，迈耶在《纽约时报杂志》（*New York Times Magazine*）上发表了一篇名为《关于糖的苦涩事实》（*The Bitter*

Truth About Sugar）的文章，认为糖不仅导致蛀牙，还会导致肥胖和 2 型糖尿病。迈耶定义了一种名为"40 岁以上发胖"的糖尿病类型，因为它与肥胖和年龄相关。对孩子们，迈耶认为糖像香烟一样会导致上瘾。迈耶写道："我们需要立法反对蔗糖，这样就能极为有效地降低糖的消费。"

斯科茨代尔的会议举行时，《纽约时报》刊登迈耶的文章已有 4 个月。《读者文摘》的编辑想要转载此文，塔特姆在会上讲述了糖业协会怎样获知此事，又如何劝说《读者文摘》不要转载。他们给编辑打了一个半小时的电话，然后发了一份长达三页的电报。电报中说："迈耶的文章是一场科学闹剧，转载这种文章是新闻工作者的耻辱。"因为糖业协会可以断言："目前没有任何一丝确实可信的证据能表明糖引发致死的疾病。"

这是制糖业相信的故事，也是它至今仍然兜售的概念，"我们要开始防守了，保卫我们的主要产品，"塔特姆说，"在面对质疑时，我们要坚守一条理念：没有科学证据显示糖会引发致死性的疾病，这是我们行业的生命线。"

糖业协会的保卫战

正如新闻和本书的描述：这是一场从 20 世纪 60 年代爆发的关于糖的战争，由塔特姆代表的糖业协会拼命保卫自己的生命线。杰出的营养学家、医生和实验室的研究员们开始发表报告，显示糖会在人和动物身上造成一系列代谢异常，导致糖尿病和心脏病。这些报告在发布后，正好赶上消费者权益运动的热潮，于是活动家们要求 FDA 履行职责，保护公众免受杀虫剂和食品添加剂的危害。

1969 年，总统理查德·尼克松（Richard Nixon）在白宫召开关于食品、营养和健康的会议，要求 FDA 对所有"总体安全"级别的食品添加剂进行再次评估。糖和其他"常规食品添加剂"，如盐和胡椒一起，被 FDA 视作安全的成分。但即便如此，就像甜蜜素和糖精的命运一样，只要有新的理由，就可能引起 FDA 的调查。

正如特塔姆说的，制糖业的问题首先是声誉。消费者权益运动正在影响公众对糖的看法，严重削弱糖的影响力。其次是生存，制糖业要和研究机构对抗，抵制对糖不利的研究成果。"它们是糖的敌人，"特塔姆说，"我们必须和这些研究对抗，这是生死攸关的大事。"

20 世纪 70 年代，制糖业赢得了这场战斗。它不仅在健康方面重塑了公众对糖的认识，也说服了公共卫生机构和联邦政府，为下个 1/4 世纪铺平了道路。这是食品工业在公共关系方面取得的巨大胜利之一，糖业协会的领导们一定是这么想的。

80 年代中期，对于隶属学院和政府机构的学者来说，如果持有糖导致心脏病或糖尿病的观点，可能会使名誉受损。制糖业在公共关系上的胜利导致了这一结果。在半个世纪的时间里，糖和果糖的消费量不仅没有像让·迈耶建议的那样减少，反而极大增加了。也不知是不是巧合，随着糖消费量的增加，肥胖和糖尿病的比率也继续增加。

制糖业在 20 世纪六七十年代做出的成绩让我们不禁要问：当研究显示某种商品可能存在危险，面临法规监管时，该行业应该如何应对呢？搜集证据，对抗研究当然是一种自然反应。但这种做法的正义性何在？

20 世纪 70 年代中期，制糖业招募的研究员们不断地提出建议，比如做哪些临床实验，在什么方向上投入研究经费，试图发现糖和糖尿病、心脏病之间的关联。可制糖业并未采纳，而是发动大规模的公共宣传和公关，抵制所有可能对糖不利的言论。在公关胜利后，研究方向转为如何为这些舆论辩护。制糖业成功的公关离不开营养学研究的帮助。众多营养研究机构相信脂肪，特别是饱和脂肪导致了众多慢性疾病，认识这一过程很重要。

脂肪和心脏病

20 世纪 50 年代，营养学开始转变研究课题，从关注热量、维生素和矿物质（第二次世界大战前的"新营养学"）转为研究现代化生活带来的某种食物导致慢性病的过程。心脏病作为这种趋势的代表，开始成为营养学的重点关注对象。很多人相信脂肪会导致心脏病，这为将来的研究定下了方向。营养学家、心脏病学家和医生共同开始这项研究，慢慢摸索和制定方法。回顾历史，我们发现即使是这些人中的关键人物也知之甚少，不知道什么方法最合适，只能摸索前进，他们的观点成为一个影响营养学 50 年的悖论，我们至今仍受影响。冠心病之所以成为万众瞩目的焦点，是因为越来越多的美国人死于心脏病。1948 年，美国心脏协会计划公开筹款数百万美元，用于心脏病的研究工作，公众开始意识到：心脏病已成为导致美国人死亡的头号疾病。心脏病成为流行性疾病，营养学家和心脏病学家很想探究其原因。现代生活的压力是一种可能，忙碌的企业管理人员尤其易受影响——虽然这和我们吃了些什么毫无关联，但血液中的胆固醇水平是另一个主要因素。

学者们很早就知道，胆固醇是导致动脉粥样硬化斑块的重要因素，这些斑块会导致冠状动脉疾病或冠心病。俄罗斯学者的实验显示，被喂食高剂量胆固醇的兔子，动脉显示出类似于动脉硬化的症状（有批评称不应使用兔子进行此类实验，兔子本是食草动物，食谱中不含胆固醇）。20 世纪 30 年代，哥伦比亚大学的学者发明了一种测量血液中胆固醇的方法。由于测量方法的出现，胆固醇成为营养学的研究重点。学者们可以很容易地测量进食不同食物后，血液中胆固醇的区别。学者们对数千人进行了大样本研究，其中最早、最著名的实验是在马萨诸塞州弗雷明汉举行的，研究样本覆盖数千人，医生们调查谁患上了心脏病，测量心脏病患者的胆固醇，然后与健康人的胆固醇含量进行比较。

1952 年，明尼苏达大学的营养学家安塞尔·基斯称高胆固醇会导致心脏病，而食物中的脂肪会导致高胆固醇。基斯有一个相关的利益冲突：糖业研究基金会和糖业协会从 1944 年开始资助他的研究，他在第二次世界大战期间为军方研制的 K 型口粮含有大量糖分。这些事情可能使他认为，是除糖以外的成分造成了问题。然而，基斯的很多结论显然是错误的，特别是关于脂肪的角色和胆固醇对心脏病的影响。但是他的激烈言论和争强好胜的性格，使营养学研究在此后的 30 年里都深受影响。

在妖魔化脂肪和胆固醇的事件中，美国心脏协会也起到了关键作用且持续至今。1957 年，美国心脏协会发布了一份 15 页的评估报告，由当时顶尖的心脏病专家编写，称脂肪导致心脏病的假说非常可疑，并且谴责了发布此假说的学者——基斯，批评他基于不严谨的数据得出结论且坚持己见，这是美国心脏协会最后一次提出的反对之声。1960 年 12 月，美国心脏协会转变了态度，尽管是在没有任何新的证据或临床实验的情况下。一个由基斯担任会员的特别委员会，在 1975 发表报告，宣称"当今最好的科学证据表明"是饮食中的饱和脂肪导致了心脏病，因此具有高心脏病风险的人（比如说超重、吸烟且血液胆固醇含量高），应该少吃脂肪。

一个月后，基斯登上了《时代》杂志封面，成为美国营养学家的代表人物，他建议所有人都应该采取低脂饮食（比当时的摄入量少一半以上），并宣称是饮食中的脂肪无可争议地导致了心脏病。

在随后的 20 年里，大西洋两岸的学者不断增进合作，进行了一系列的临床实验，他们的目的是验证一个假说：降低血脂的饮食，能够降低心脏病的发病率，让我们过上更长寿、更健康的生活。实验的结果远远没有达成一致。有些临床实验说明，在降低饱和脂肪后，心脏病也有了轻微的降低，一项实验甚至显示寿命也有延长。但也有实验显示出不一样的结果，甚至有一项实验显示低饱和脂肪饮食会缩短寿命。⊖直到半个世纪后的今天，一些讨论脂肪和心脏病关联的文章仍然暗示多吃饱和脂肪会导致心脏病，但也同时指出，目前的证据不支持这一猜想。

从 20 世纪六七十年代开始，基于对美国心脏协会的信任，其他媒体接过了《时代》杂志的接力棒，不断宣传这一假说：饱和脂肪会导致心脏病。此领域的众多研究更是强化了这种信念。为了继续维护其理论，美国心脏协会发布了一系列的低脂饮食建议。在临床实验并不支持脂肪假说的情况下，美国心脏协会在 1970 年提倡所有美国人都进行低脂饮食，包括"婴儿、儿童、成人、哺乳期妇女、孕妇以及老人"，也全然不管所有临床实验都是针对成年人，特别是有高心脏病风险的成年人，而非妇女、儿童或是婴儿。

学者们知道，在医学期刊上，脂肪和心脏病的关系仅仅是一种"未经证明的假说，尚需更多调查"，弗雷明汉心脏研究所的创始人托马斯·道伯（Thomas Dawber）在 1978 年的《新英格兰医学期刊》（*The New England Journal of Medicine*）上写道。但媒体、美国心脏协会、美国国会和美国农业部都把这一假说当作已经确认的事实。

对这种情况的简单解释是：在关于什么饮食导致了心脏病方面，存在理论上的空白，而脂肪 / 心脏病假说填补了这个空白。而

⊖　这次研究在 1973 年完成，但直至 1989 年才正式发表。研究团队的领导告诉我："我们得出的结论和预期相差甚远。"在此类实验中，选择性偏差屡见不鲜。

所有后来的理论都必须纠正大家之前的观念。消灭一种教条，远比填补一个空白难得多。

科恩和坎贝尔的研究

对于不相信肥胖导致疾病的营养学家和学者来说，糖可能是导致心脏病的原因之一，这是显而易见的。基于以下几个原因：首先，心脏病发病率在西方国家升高，而且与富裕程度呈正相关，发达国家的发病率高于发展中国家；其次，与心脏病同步升高的还有糖尿病、肥胖和高血压。最后，以上疾病是紧密相关的，肥胖的人更易得糖尿病、高血压和心脏病，有很高比例的糖尿病人也有肥胖和心脏病问题。所以无论致病原因是什么，都应该和经济富裕、西方式的饮食或生活方式息息相关，这一因素应该导致所有的病症，而不仅仅是心脏病。

吸烟也可能是原因之一，吸烟人数不断增加，而且吸烟确实会提高心脏病的风险，可是吸烟不会导致肥胖和糖尿病。很多专家相信汽车和自动化带来了便利，减少了我们的活动量，这也是致病的因素之一。但是我们依旧可以在穷人身上找到反例，很多穷人并不享受汽车和自动化的便利，却仍然备受肥胖、糖尿病和高血压的折磨。

至于饮食方面，因为生活方式的西化、城市化和经济条件的改善，饮食上的共同变化就是吃下更多的糖。有些民族会有机会吃到更多动物产品，特别是红肉。但是有些民族，如因纽特人、北美大平原上的土著部落、非洲的游牧民族马塞人，他们本就是以动物类食物为生，在生活逐渐西化的过程中，也变得肥胖，患上糖尿病、高血压和动脉硬化。所有民族在西化的过程中，毫无例外地消费了大量的糖。（这一过程正是商业巨头，如可口可乐、百事可乐和制糖业一直努力的目标。）对脂肪消费量的数据来自第二次世界大战初期至现在的美国农业部数据。美国在 20 世纪早期的脂肪消费量或许有所增加，但增加的速度远不如糖从 19 世纪 50 年代以来的增长水平。其差距之大，甚至让营养学家怀疑脂肪统计数据的可靠性。

糖的消费量就准确多了，"现在我们两周内吃的糖，相当于 200 年前的祖先们一整年的量，"这是伦敦大学营养学家约翰·尤德金在 1963 年描述英国的情景，"糖供应了我们 20% 的总热量，和几乎一半的碳水化合物。"对尤德金和其他人来说，这一简单的事实足以让糖成为肥胖、糖尿病、高血压和心脏病在发达国家肆虐的罪魁祸首。

这一观点源于 20 世纪 60 年代早期，有学者通过对以色列、南非和南太平洋地区的观察，发现糖的消费量增加会导致糖尿病的发病趋势上升，这和美国南北战争之后的情况相同。唯一不同的是，美国人的发病率在几十年间上升更快。

1954 年，艾略特·乔斯林对以色列医生亚伦·科恩（Ahron Cohen）的观点提出质疑。科恩认为遗传因素并非导致糖尿病的主要原因，他用几十年的时间研究了本土美国人和在第二次世界大战后移居至以色列的移民。研究结果使科恩相信，饮食对易患病的个体影响很大。为了应对乔斯林的质疑，科恩对来到以色列的移民进行了糖尿病调查：从也门移民来的犹太人分两批，第一批来自阿拉伯半岛的西南角，从 20 世纪 30 年代就定居在以色列，至调查时已有 1/4 个世纪。第二批是 1949 年通过空运来到以色列的。（这次名为"魔毯行动"的传奇大空运耗时一年，将 4.9 万名也门的犹太人运抵以色列。）

科恩的研究显示，20 世纪 30 年代移民的第一批也门人，糖尿病发病率和其他以色列人非常接近，和在纽约生活的也门人也相似。而这一数据比第二批移民的也门人，也就是通过魔毯行动运达的人高 50 倍。在科恩的调查开始时，第二批移民来到以色列只有 6 年左右。科恩还注意到，这两批移民的区别也体现在高血压和心脏病上。于是他和同事们开始系统地调查这些也门人以前的饮食和来以色列后的饮食有何区别。他们发现脂肪的消费量没什么区别。"传统的也门饮食中几乎没有糖，"科恩在报告中说，"在以色列，虽然总碳水化合物没增加多少，但糖的消费量大幅提升。"

在南非工作的医生乔治·坎贝尔（George Campbell）也观察到一系列相同的现象。坎贝尔在位于德班的爱德华国王七世医院糖尿病门诊工作，他发现有一种现象开始在整个非洲蔓延：相对富裕的白人们出现一系列慢性疾病，包括肥胖、糖尿病、心脏病和高血压。那些搬进城居住的黑人也开始出现这些疾病，而那些在乡下居住，仍然过着传统生活的黑人则没有这个问题。[⊖]坎贝尔对这种

⊖ 这种比较，也可以应用在非洲黑人和美国黑人（几百年前被强行带到美国）中，从比较结果中可以看出，除基因外，还有别的因素比如饮食和生活方式在产生影响，导致了发病率的差异。

城乡差异感到非常吃惊，这一事例同样可以证明，基因因素不是导致糖尿病等疾病的主要原因。从饮食方面找原因，才是更正确的方法。

坎贝尔的研究主要针对移民。19世纪晚期，有一批来自印度的移民，前往南非的纳塔尔地区，作为雇佣工人在糖料种植园工作。坎贝尔的糖尿病患者中，有4/5属于这个族群，他们中的很多人现在仍在那里工作。"这里的情况绝对是糖尿病大爆发。"坎贝尔如此写道，他估计1/3的中年男性患有糖尿病，并认为这样的情况"几乎肯定是全世界最高的糖尿病发病率"。（我们一会儿就会看到坎贝尔的错误。）虽然印度裔居民从基因上来说，有较高的糖尿病倾向，但坎贝尔注意到，印度本土的糖尿病发病率只有1/100。所以如果真的有什么诱发糖尿病的话，那肯定是纳塔尔地区的环境。饮食当然是首先被怀疑的对象，坎贝尔首先排除了脂肪，因为这里人吃的脂肪和在印度本土的一样少。他也拒绝接受简单的观点，即纳塔尔地区的印度人吃得太多，因为这里的穷人每天只摄入约1600大卡热量。"这在很多国家都被定为饥荒的水平。"坎贝尔说道。但就是这样，很多人依然"非常肥胖，且遭受糖尿病的损害，这点从血检上能看出来"。于是，对糖的怀疑又一次冒了出来：印度的人均糖消费量是12磅（5.4千克）一年，而纳塔尔地区的印度居民是80磅（36.2千克）。

坎贝尔还比较了在城里和乡村生活的祖鲁人。住在城里的祖鲁人开始出入他的医院，患上糖尿病、高血压和心脏病，而在乡村居住的祖鲁人基本没有这些病。据坎贝尔报告，城里的祖鲁人平均每

年消费 90 磅（40.8 千克）糖，而乡村的祖鲁人是 40 磅（18.14
千克），这一数字在过去的 10 年间增长了 6 倍。

根据这些研究，坎贝尔得出了两个结论，对糖尿病的流行病学
研究有参考价值。第一，根据对不同族群的研究结果，坎贝尔认为
人均可耐受的糖消费量是每年 70 磅（31.75 千克），这大体上相
当于美国人和英国人在 19 世纪 70 年代的水平。这也是纳塔尔地
区的印度人和城镇的祖鲁人没有大规模出现糖尿病的消费水平。第
二，和有些疾病类似，糖尿病有一段潜伏期，就好比吸烟多年才会
导致肺癌一样。根据过往的门诊记录，坎贝尔认为"在城市化的生
活持续 18 ～ 22 年"之后，糖尿病开始出现。

精炼白糖的推波助澜

20 世纪 60 年代末开始出现一种观点，糖不仅导致糖尿病和
心脏病，还包括一系列慢性疾病。这一观点的主要推动者是英国
学者托马斯·克里夫（Thomas Cleave）和约翰·尤德金。尤德
金是英国最有影响力的营养学家，克里夫不是搞营养的，而是一
名英国海军医学研究所毕业的外科医生。克里夫认为白糖和精致谷
物都会导致常见慢性疾病，而尤德金认为有问题的只是糖。他们
的观点都受到达尔文主义的影响，与胆固醇 / 饱和脂肪的假说没有
关联。

从 1940 年开始，克里夫就在《柳叶刀》期刊上发表文章，认
为食物被加工得离自然状态越远，产生的危害就越大。而精炼白糖

和面粉就是这一理论的最好例证。在克里夫撰写的一系列文章和书籍中（其中一本是和乔治·坎贝尔合著的），他提出了一个基于达尔文主义的"适应性法则"，用于解释坎贝尔和其他人记录的慢性疾病的流行趋势：物种需要相对较长的时间，才能适应环境的改变，所以应该用这种变化存在的时间来判断其造成的风险。对克里夫而言，消费量大增的精炼白糖和面粉，就是19世纪中期以来，人类近万年的农业历史中发生的最大变化。"这些精加工，"他在描述精炼糖和小麦时写道，"仅仅存在了一个世纪多一点的时间，从进化的历史角度看，微不足道。"

当坎贝尔、科恩和其他学者对部落进行研究时，这些部落居民消费精炼白糖和面粉的时间不过一二十年。而同一时间的美国人和英国人适应这些食物超过一个世纪。按照克里夫的理论，面对这些变化，部落居民们患肥胖和糖尿病的概率应该高得多，因为他们适应这一变化所经历的时间要少得多。如果有学者调查非洲裔美国人、北美土著人或南太平洋的岛民们消费大量糖的情况，会发现他们患肥胖和糖尿病的比例比同样情况的欧洲先民们高，因为这种变化太大，而他们用于适应这种变化的时间太短。

克里夫认为，精炼白糖和面粉都容易导致过量进食。一个苹果的含糖量大概是一茶匙，稍微比较一下就知道。"几茶匙的糖放入水中，喝下去很轻松，但是吃几个苹果可没那么容易。"克里夫写道。这样的例子也可以延伸到含糖饮料上，人均每天喝下的饮料约含5盎司（141克）白糖，这相当于20个苹果。谁会每天吃这么多的苹果呢？如果真的这么吃了，还吃得下别的食物吗？

克里夫还写道，精炼的白糖提高了消化速度——蔗糖和果糖都是如此。特别是胰腺，受到突然增加的葡萄糖的袭击，这一变化从未在人类历史上出现过。克里夫相信，这可以轻易解释过去一个世纪里，糖尿病发病率增加的情况。"糖既然能让胰腺过劳，也就能让其他器官过劳，"克里夫写道，"让器官负担沉重的不是工作量，而是工作速度。"比如吃土豆吧，土豆中的淀粉先是转化成糖，再被吸收进入血液。这一过程比直接吃糖要缓慢、柔和得多。

约翰·尤德金不仅是医生，还是一名生物化学家。他在剑桥大学取得博士学位期间，参与了法国生物化学家贾克·莫诺（Jacques Monod）的研究，这些研究为莫诺将来获得诺贝尔奖奠定了基础。第二次世界大战期间，尤德金在西非服役，他诊断出当地士兵的一种皮肤病源于维生素缺乏，此事让他确定了今后的研究方向。在 20 世纪 50 年代早期，伊丽莎白女王学院（伦敦大学的前身）成立了欧洲第一个专业营养学学科，由尤德金领导。从此他一直致力于研究肥胖、心脏病的起因和防止措施。

1963 年，尤德金在《柳叶刀》期刊上看到了克里夫的想法："在解剖学、生理学和生物化学上，物种都会变得和其饮食相适应。所以如果一种新的饮食和原来的差距较大，那么这种新的饮食将会是有害的。"尤德金将西方富裕阶层的这一系列包括肥胖、糖尿病和心脏病的慢性病统称为"文明的疾病"（后来的学者更愿意使用的术语是"西方化疾病"，来表示仅仅是受西方化的影响才有的问题）。他将这一现象归因于糖。

尤德金的论文并非凭空而就，而是基于一些研究结果：加州大学、洛克菲勒大学和耶鲁大学的生物物理学家们通过研究发现，饮食中的碳水化合物和心脏病是有关联的，他们发现了肥胖、心脏病和糖尿病之间在病理学上的共同点。这些研究并未重点调查胆固醇是不是构成心脏病和动脉粥样硬化斑块的主要因素，而是把焦点放在脂蛋白上，脂蛋白是负责运输胆固醇的工具（今天我们常说的LDL，也就是所谓的"坏胆固醇"，就是指被低密度脂蛋白所运输的胆固醇）。胆固醇只是血液中类脂成分的一种，除它以外还有甘油三酯。不同种类的脂蛋白，运送不同数量的胆固醇和甘油三酯。

胆固醇、甘油三酯，以及运输它们的各种脂蛋白都对心脏病有影响，但在 20 世纪五六十年代，胆固醇相对较容易测量出来，甘油三酯难一些，脂蛋白则需要专业且昂贵的设备才能测量。可是不好测量并不意味着脂蛋白对心脏病的影响就更小，研究结果已经显示，它们才是更为关键的因素。为了更好理解，我们可以把脂蛋白想象成客车，而胆固醇和甘油三酯都是乘客，那么到底是客车还是乘客造成了动脉的斑块和硬化，这个问题在此后的 30 年里一直在争论。

到 20 世纪 60 年代，耶鲁大学和洛克菲勒大学的研究显示，患心脏病的人更可能是甘油三酯高，而不是胆固醇高（这是早上空腹测量的结果，而不是餐后测量的结果）。换个说法就是，甘油三酯的数值高更可能与心脏病有关。有家族心脏病史、糖尿病（乔斯林在 30 年前就注意到这点了）、超重或是肥胖的人，更倾向于甘油三酯高。

尤德金认为，这些代谢或激素方面的问题总是共同出现，造成心脏病或其他疾病，这种模式不是仅仅一个高胆固醇就能解释的。耶鲁大学和洛克菲勒大学的研究表明，是饮食中的碳水化合物而不是脂肪导致了甘油三酯的升高。尤德金认为，糖就是这种产生问题的碳水化合物。

在接下来的十年里，尤德金通过一系列的实验来检验自己对于糖的假说。他给老鼠、兔子和猪喂食糖或淀粉后发现，糖能够同时提升甘油三酯、胆固醇和胰岛素水平。在人类实验中，他发现高糖饮食不光能提升胆固醇和甘油三酯水平，还会提升胰岛素水平，让血液细胞变得更加黏稠。他认为这种变化会导致血液结块，并引发心脏病。[一]其他学者也开始做类似的人体实验，时间从几周到数月不等。虽然通过这些实验能看出潜在的可能，但无论是人体实验还是动物实验，都不能直接证明是糖导致了这些慢性疾病，还是因为人吃糖太多，先出现肥胖，然后由肥胖导致疾病。

美国和欧洲针对脂肪假说进行了一系列临床实验，而糖假说从未有过此种待遇。从 20 世纪六七十年代开始，学者们设计了一系列精巧而又昂贵的临床实验，实验对象们被随机配给不同数量和种类的油脂饮食，这些实验从一年到数年不等，目的是研究以下问题：实验对象们是否会有更高或更低的可能患上心脏病或癌症？实

⊖　在美国，安塞尔·基斯和他在明尼苏达大学的同事们，率先用中年男性实验高糖饮食，并发现胆固醇水平升高。基斯随后在学院的学生身上重复了这一实验，并报告称高糖饮食似乎对他们没有问题。这一实验让基斯更加坚信自己是对的，尤德金是错的。但也有这种可能，中年人和青年人对糖的反应是不一样的。

验对象的预期寿命是否会有变化？这些实验始终没能证明，用多不饱和脂肪替换饱和脂肪可以延长寿命。糖假说从未被如此验证过，也只有一小部分学者会在研究过程中测量甘油三酯的水平。脂蛋白的计数需要精密且昂贵的设备，所以针对它的研究只能局限于少数几个实验室。

心脏病医生和美国心脏协会是如何看待甘油三酯或脂蛋白对心脏病的影响呢？不出意外，他们会从医生的角度看。造成心脏病的根本原因并不是最要紧的事，医生能否检测出病人的状况才是。有没有药能降低甘油三酯？如果有的话，这种药的收益能否大于风险呢？如果不能，那么检测甘油三酯又有什么好处呢？这些才是医生们关心的问题。正是因为医生们能够方便地测量胆固醇水平，所以学者才会对研究胆固醇感兴趣，同时胆固醇才会成为美国心脏协会的研究方向。

英国的医学期刊（主要是《英国医学杂志》和《柳叶刀》）不断地刊登关于糖在慢性病中发挥作用的文章。（1964 年，一名苏格兰医生在《柳叶刀》上撰文称，以后也许会发现，精炼糖的危害对人们的危害更甚于烟草。）从学者到临床医生们都开始有此怀疑，这也正是科学家们的优良传统。他们开始讨论用什么方法才能确认这个猜想。然而，此时的美国医学期刊和研究团队仍旧把注意力集中在脂肪上，并对糖的质疑保持沉默。

研究者们的学术之争

美国糖业协会早在 1962 年就发现了潜在的威胁，即可能有证据会将糖和心脏病、糖尿病关联起来，但那个时候，还有更重要的事情需要优先处理。古巴导弹危机（糖业协会的内部文件中称之为"卡斯特罗事件"）导致糖业协会失去了来自古巴制糖业的资金支持，此时最大的威胁来自糖的竞争对手——人工甜味剂，尤其是甜蜜素。支持对抗甜蜜素和糖精的研究，是此时糖业协会的"头号任务"，这是比其他威胁都更加危险的因素，关系到行业的生死存亡。

1968 年，糖业协会负责科研的机构被分离出来，成为国际糖业研究基金会（International Sugar Research Foundation，ISRF。此机构在 1978 年更名为"世界糖业研究组织"，并一直沿用此名称到现在），在世界范围内招聘人员，扩大机构，致力于进行反对"糖导致糖尿病和心脏病"的理论研究。1969 年，ISRF 怂恿制糖企业团结合作（缴纳会费），在它分发的宣传手册中说，"这是食糖研究的危急时刻"，承诺该组织会致力于在营养学和公共卫生方面的研究，因为"世界范围内存在着对糖的偏见，认为它会导致蛀牙、糖尿病和心脏病问题"。ISRF 试图证明，有问题的不单单是糖。（对糖无条件地信仰，充斥在这个机构的每一个角落。正如其官方网站所说，他们的使命是："对健康专家、媒体、政府官员和大众提供教育，让他们知道糖的好处。"）

安塞尔·基斯的研究帮了糖业协会的大忙，基斯从 20 世纪40 年代就开始接受后者的资助。1957 年，尤德金写了一篇论文，含蓄地攻击基斯的观点，说从英国的数据来看，假设电视机或收音机的增长导致了心脏病，都比脂肪导致心脏病的关联更明显。

1970 年，基斯反击了。他写了一篇文章，先是在同事中传播，随后又发表在一家籍籍无名的期刊上。基斯在文章里大大嘲弄了尤德金一番，批评他的观点"充满偏见"，认为糖会导致心脏病的证据"浅薄无聊，一派胡言"。

其实基斯可能也知道，这些评论放在自己的理论上也未尝不可。当时的一些研究方法是有瑕疵，或者说是有局限性的。短期的实验结果不能作为长期影响的判断依据。比如在饮食上，短期内吃一种食物没问题，不代表长期吃也没事。基斯知道这个现实，也正好利用这一点来攻击尤德金。

最终，基斯发布了著名的"七国研究"，他用这篇论文来反驳尤德金，并说服营养学家和大众相信饱和脂肪会导致心脏病（也包括多不饱和脂肪，比如橄榄油中的，可以预防心脏病）。七国研究是基斯开始于 1956 年的项目，在一个国际小组的协助下调查了 7 个国家、16 个民族，饮食对的心脏病发病率的影响。这些国家是：意大利、南斯拉夫[⊖]、希腊、芬兰、荷兰、日本和美国。讽刺的是，基斯的研究是历史上首次针对不同民族，同时调查糖和脂肪的研究。研究结果是：在所有的饮食因素中，有两种和心脏病有关联（正如尤德金预测的），是糖与饱和脂肪。这两种主要营养元素加上动物性蛋白质，正是生活方式西方化的过程中人们普遍增加消费的成分。根据七国研究的报告，脂肪与心脏病的相关性比糖稍微多了一点，而且两者总是在饮食中同步增加，于是基斯宣称："这就足

⊖　1992 年，南斯拉夫解体。——译者注

以说明糖和冠心病之间并无直接关联。"在基斯反驳尤德金的文章里说："我的意思不是说高糖饮食就是对的。"尽管如此,他坚持认为自己的对手"没有理论基础和实验证据来支持其设想"。

4 年后,基于对自己研究结果的信念,基斯和妻子玛格丽特共同撰写了一本介绍地中海饮食和其治愈力量的饮食书,他在书中坚称尤德金只是"孤军奋战"而已,至少在学术圈里如此。他还补充道:"尤德金和他背后的商业集团并未接受事实,他们仍然沆瀣一气,传播谬误。"

脂肪致病假说在相当大的程度上影响了人们对糖致病假说的看法,他们之间的论战也不断演化。学者们一般认为,这两个理论只有一个是对的,如果基斯对了,尤德金就是错的,反之亦然。(据尤德金的同事说,尤德金和基斯两个人互相嫌弃,这对解决科学争论毫无帮助。)在一些关键证据上往往只有来自一方的解读。比如相信脂肪致病假说的这一方认为:在朝鲜战争期间,通过对死亡士兵的尸体进行解剖,病理学家发现美军士兵的动脉上存在明显的斑块,而他们还都是年轻人。相比之下,朝鲜士兵身上就没有。这一发现后来被用于支持脂肪假说,因为美军士兵吃了很多黄油、肉和奶制品,而朝鲜士兵吃不到这些富含饱和脂肪的食品。但其实这个例子也同样可以用于支持糖致病假说,直到 20 世纪 50 年代,朝鲜的人均糖消费量仍低于美国人一个世纪前的水平。

当学者们发现,法国人的饮食富含饱和脂肪,却只有相对较低的心脏病发病率时,他们将这个现象称为无法解释的"悖论"。这些人忽视了另一个事实，从历史上比较，法国人的糖消费量就比美国人和英国人少得多，而后两者的冠状动脉疾病已经泛滥成灾了。法国的人均糖消费量比英国的 1/5 还低。在 19 世纪末期，甚至在甜菜制糖革命以后，法国人的糖消费量仍然远远低于英国人和美国人。当英国人的糖消费量是 88 磅（39.91 千克），美国人的糖消费量是 66 磅时（29.93 千克），法国人的消费量只有 33 磅（14.96 千克）。（"不像英国人和美国人，甜味似乎从未征服法国人的餐桌，他们的味蕾更偏爱酸、咸、苦、辣。"茜德尼·明茨写道："也许这一切不是偶然，也不知是糖毁了英国的饮食，还是 17 世纪的英国人在味觉上比法国人更需要糖的帮忙。"）

有些不赞同吃糖的记者会写一些糖导致心脏病的文章，比如《纽约时报》健康专栏的简·布罗迪（Jane Brody）。1977 年，她在一篇题为《糖：披着羊皮的狼》（*Sugar:Villain in Disguise?*）的文章中写道："现在的专家们都认为胆固醇才是问题所在，糖致病的假说并未被广泛认可。"

当美国学者们一边倒地赞同基斯的脂肪致病假说时，欧洲的思想则显得更加开放。"即使证据表明，脂肪，特别是饱和脂肪在导致冠心病方面有重要影响，也没有任何证据表明它是主要或唯一因素。"世界卫生组织的心脏病学者，后来成为欧洲医学协会主席的罗伯特·马斯洛尼（Robert Masironi）写道："考虑到糖和心血管疾病的关联，我们必须注意到糖和脂肪在代谢过程中具有同样的通路。碳水化合物的代谢失调可能会产生脂肪代谢问题，进而导致动脉硬化和冠状动脉疾病。"

　　1971 年，尤德金从伦敦大学营养系主任的位置上退休了，希望将以后的时间用于研究和写作。大学聘请的新主任斯图尔特·特鲁斯维尔（Stewart Truswell）是一名来自南非的营养学家，他公开支持基斯的脂肪假说，认为所有人都应该据此改变饮食。在他的干预下，学校违背了当初的承诺，拒绝向尤德金提供办公室和实验室。尤德金的研究事业被迫终结了，他在退休的第一年写了一本颇为流行的反对糖的书，于 1972 年出版。这本书的英国版名为《洁白但致命》（*Pure, White and Deadly*），美国版名为《甜蜜但危险》（*Sweet and Dangerous*）。

　　美国的医学研究圈子不认可尤德金，对他的工作也嗤之以鼻，但尤德金的书在媒体中产生了影响，《纽约时报》的头版刊登了《我们真的需要糖吗》（*Sugar—The Question Is, Do We Need It at All*）一文，媒体的聚焦引来了参议院的关注。1973 年 4 月，由议员乔治·麦戈文（George McGovern）领导的小组举行国会听证会，审查糖对糖尿病和心脏病的影响。

　　听证会邀请了很多国际知名的研究学者提供证言，包括尤德金、阿哈龙·科恩（Aharon Cohen）、乔治·坎贝尔、彼得·克里夫（Peter Cleave）和彼得·班尼特（Peter Bennett），其中彼得·班尼特是美国国立卫生研究院的糖尿病专家，曾在美国亚利桑那州研究皮马人的健康情况。根据他的证言，皮马人可能是所有被研究的族群中患糖尿病比例最高的。"我的疑问只有一个，"班尼特说，"我不确定是糖单独导致了疾病，还是说糖导致了总热量过高，然后间接导致了疾病。"沃尔特·默茨是美国农业部碳水化合物营养实验室的主任，他和同事卡罗尔·博丹尼尔（Carol Berdanier）一起参与了作证，他们说精炼糖可能会对健康产生严重损害，至少小鼠实验得出的结论是这样的。糖的摄入会使血糖和甘油三酯升高，并导致糖尿病，博丹尼尔在国会议员们面前说："最后会导致小鼠过早死亡。"

次年 3 月，为了应对听证会，国际糖业研究基金会在华盛顿举行了研讨会，主题是"吃糖会提高糖尿病风险吗"。研讨会邀请的反方学者都只是装作对糖有所怀疑，而在麦戈文听证会上举证的专家都被排除在外。（实际上，参加的学者大都是 ISRF 的成员或职员。）

即使这些参与研讨会的专家是受雇而来，对糖致病假说保持怀疑，也仍然认同"有很多人对糖敏感，需要限制吃糖来降低患心脏病风险"这个观点。"从膳食的角度看，"比利时营养学家琼·克里斯多夫（Jean Christophe）发言说，"吃糖会让一些病人的甘油三酯升高，所以加以限制是有必要的。"研讨会的纪要发表在一本糖尿病期刊上，ISRF 将其发放给所有会员，并总结道："本次会议为将来的研究提出很多建议，并达成一致意见：我们尚需更多研究才能达成肯定结论。"

1975 年 9 月，国际糖业研究基金会在蒙特利尔再次召开会议，为他们雇用的科学家们指定研究方向。显然，制糖业遇到麻烦了。正如糖业协会的约翰·塔特姆在会议上做的报告，美国的糖消费量在此前的两年内已经下降了 12%［从 102 磅（46.2 千克）

下降到 90 磅（40.8 千克）]。而造成这个问题的重要原因是，"消费者保护团体将糖和某些疾病挂了钩"。

蒙特利尔会议后，ISRF 开始对内部会员宣传埃罗尔·马里斯（Errol Marliss）的主张。马里斯是多伦多大学的糖尿病专家，他的建议受到基金会的支持："最符合制糖业利益的做法应该是，通过研究，明确界定出糖在糖尿病和其他疾病中产生的影响。设计精良的实验，虽然能够证明糖会产生不良影响，但也能为患者制定明确的安全剂量。这些研究可能耗资颇巨，却能产生有效的成果。"这是一种试图探明真相的策略。

制糖业并不喜欢这种策略。1975 年，美国的制糖业公司对ISRF 的做法表示不满，不愿支持国际项目，并撤出资金支持。"试图在世界范围协调糖的相关研究是非常失败的。"塔特姆在向董事会汇报时说。糖业协会要重新开展在美国国内的研究，并向美国的成员们募集资金，这些公司包括可口可乐、百事可乐、好时、通用食品、通用磨坊、纳贝斯克、救生圈糖果、桂格燕麦、玛氏和胡椒博士。

糖业协会聘请知名公关公司卡尔百沃（Carl Byoir & Associates）来设计面向公众的宣传策略，目的是"尽可能拉拢所有潜在顾客，让他们相信糖是安全食物"。（卡尔百沃和糖业协会共同获得了 1976 年由美国公共关系协会颁发的"银砧奖"，见证了它们在公关工作上获得的成功。）公关公司的策略之一，是从医学、营养学和牙科方面寻找愿意为糖辩护的专家，组成一个名为"食品和营养顾问委员会"（Food and Nutrition Advisory Committee，FNAC）的机构。对约翰·塔特姆和制糖业公司来说，他们都是"杰出且客观的专家学者"。

制糖业的另一个公关方向是强化人们对饱和脂肪导致胆固醇升高，进而可能导致心脏病的概念。亨利·布莱克本（Henry Blackburn）曾是安塞尔·基斯在明尼苏达大学的同事，他在《新英格兰医学期刊》上写道："在关于饮食和心脏病的问题上，两种观点彼此对立，自说自话，很少交流。"美国国立卫生研究院刚刚开始了两项史无前例的大规模临床调研，预算超过 2.5 亿美元，将间接地检验脂肪 / 胆固醇假说。当争论还在继续，研究也未有结果之时，糖业协会和 ISRF 已开始四处宣传饱和脂肪导致心脏病的理论了。[塔特姆甚至向《纽约时报》的编辑写信说（未被发表），那些对糖的批评，不过是想转移大家对饱和脂肪的注意力而已。]

当糖业协会为 FNAC 物色心脏病学权威时，它看中了弗朗西斯科·格兰德（Francisco Grande）。格兰德曾在明尼苏达大学工作，和基斯关系密切，两人曾经合著了超过 30 篇论文，其中大多数都支持脂肪和心脏病的关联，同时撇清糖的影响。第二位被选中的权威是俄勒冈大学的营养学家威廉·康纳（William Connor），他是支持胆固醇导致心脏病的领军人物。

在糖尿病方面，FNAC 招募了华盛顿大学的艾德文·毕尔曼（Edwin Bierman），毕尔曼几乎凭借一己之力，说服了美国糖尿病协会，在给病人推荐的饮食中既不限制碳水化合物摄入量，也不考虑糖分的多少。此外，毕尔曼坚定地相信，是高胆固醇导致了心脏病，而饮食中的脂肪需对此负责。

无论是对糖业协会，还是对自己的事业，毕尔曼的工作都是举足轻重的。正是在他的影响下，研究糖导致糖尿病的经费十分有限。毕尔曼本人坚信，除了提供多余的热量，糖不会在任何方面导致糖尿病。在他的指导下，美国糖尿病协会提出了营养指南。1976 年，毕尔曼和流行病学家凯利·韦斯特共同撰写了一份报告，拒绝认同糖和糖尿病之间存在任何关联，并呈送给负责制订长期防治糖尿病计划的国家委员会，从而影响了联邦政府此后的政策和研究方向。毕尔曼和韦斯特知道，有些"能言善辩"的学者始终强调精制碳水化合物是糖尿病的诱发因素（来自彼得·克里夫和阿哈龙·科恩的观念，不是尤德金），但他们并不认为这些说法很有说服力，也忽略了所有这些研究的参考内容。"从所有实验室结论和流行病学的证据来说，"他们写道，"在饮食方面，引发糖尿病的最大因素就是总热量摄入过多，和饮食种类无关。"1979 年，他们在《美国临床营养学杂志》（*The American Journal of Clinical Nutrition*）上发表的一篇重要文章中说，"目前没有生物化学方面的证据，能够表明高蔗糖，或高碳水化合物饮食会导致糖尿病"。

FNAC 的主力队员是弗雷德·斯太尔，他是哈佛大学公共健康学院食物和营养委员会的创始人与常任主席。制糖业早在 20 世纪 40 年代就开始资助斯太尔和他的学院。仅在 1952 ～ 1956 年的 4 年间，ISRF 就通过斯太尔在血糖、食欲和肥胖的问题上发表了 30 篇研究论文和评论。1960 年，斯太尔的营养学院破土动工，其高达 500 万美元的建设费用，一大半都是通过私人捐赠筹得的。其中的主要捐赠102.6万美元，来自通用食品公司、酷爱牌饮料公司和果珍饮料公司。

到20世纪60年代后期，斯太尔已成为公开保护糖的学院派。"现代人的营养不良和糖没有半点关系。"他在文章中写道。与此同时，他的学院一直收取来自制糖业的资助，比如国家糖果商协会、国家软饮料协会、可口可乐、百事可乐等。（烟草行业的文件显示，斯太尔的学院同样收取来自烟草研究委员会的资助，研究的方向是试图证明香烟和心脏病无关。）斯太尔自己喝咖啡不放糖，也不吃含糖的谷物麦片，他解释说，这是为了减少热量摄入，为晚间小酌做准备。他也宣称，不建议包括孩子们在内的任何人刻意避免吃糖，如果因此而导致饱和脂肪的摄入增加，"我希望大家都能同意，这样做是得不偿失的。"

美国糖业协会频繁利用斯太尔的权威来对抗持反对意见的媒体，其内部的备忘录显示，曾有计划"让斯太尔博士上美国早间新闻"和"约斯太尔博士做一个31分钟的访谈节目，在200家电台播出"。在和反糖舆论的斗争中，糖业协会意识到，最好让斯太尔挡在前面，而把整个制糖业藏在后方，与此同时，也要隐瞒斯太尔的利益冲突问题。

最终，FNAC集所有成员之力，编写了一本88页的白皮书，名为"人类饮食中的糖"。此书集合了20世纪30年代以来所有为糖辩护的言论和证据，用于反驳尤德金、迈耶、科恩、坎贝尔、克里夫和其他"糖的敌人们"的观点。斯太尔担任编辑并为此书作序。格兰德撰写了讲述心脏病的章节，说糖不会导致心脏病问题。毕尔曼和梅奥诊所的拉尔夫·纳尔逊（Ralph Nelson）合著了糖尿病的章节，同样为糖开脱。"导致糖尿病的首要因素仍然未知，"
毕尔曼和纳尔逊写道，"没有证据表明，过量吃糖会导致糖尿病。"
（尤其令人费解的是，毕尔曼和纳尔逊都认为糖尿病人不该吃糖，
因为糖会产生不良影响。他们在文章中写道："病人要避免进食简
单糖。"可是蔗糖不就是简单糖吗？）

　　糖业协会将这份白皮书印制了 2.5 万份。1975 年，在芝加哥
举办的研讨会上，所有与会的饮食专栏编辑都收到了此书。[制糖
业举办的研讨会，邀请的演讲嘉宾包括菲尔·怀特（Phil White），
怀特曾经是弗雷德·斯太尔的学生，之后在美国医学协会的食品和
营养部当主任。约翰·塔特姆主持了会议，他坚称会议的主题并非
关于糖，而是饮食的流行风尚，而在众多流行品中，糖刚好是其
中之一，也是被一些伪善的科学家诽谤的受害者。] 当会议纪要被
送往媒体时，它被附上了一份由健康专栏记者撰写的总结文章——
"科学家们驱散了恐糖的阴云"。

　　当斯太尔在电台和电视上频频亮相之际，糖业协会很好地把自
己藏在幕后，其文件显示，FNAC 的活动和白皮书是完全由制糖
业资助的，虽然花费不菲，但没有留下任何文件记录。糖业协会向
全国糖业公司的成员发送的机密备忘录中记录了这一利益冲突的事
实。备忘录显示，是斯太尔提出了撰写白皮书的主意，并向 SAI
索要资助，于是他们就"像资助其他任何项目一样，支付了款项，
并且购买了 2.5 万份版权"。

　　1976 年 11 月，斯太尔的大量利益冲突终于被迈克尔·雅各

布森（Michael Jacobson）的文章曝光。雅各布森是美国公共利益科学中心的创立者，他在文章中将斯太尔称为"被买通的教授"。而 3 年前，斯太尔还在国会的听证会上为高糖麦片辩护，宣称"早餐麦片是好东西"，雅克布森和他的同事写道："哈佛大学的公共营养学院收受家乐氏、纳贝斯克和其关联公司的基金达 20 万美元。"（斯太尔后来说："很多人，甚至是我的同事们都把我当作怪物，一个收钱替食品行业办事的工具。"）1976 年，由于斯太尔已经不再具有公关宣传的价值，糖业协会在用白皮书抵挡了一阵子后，不得不再次面对来自 FDA 的威胁。

SCOGS 的尚方宝剑

当斯太尔和他的同事们忙于编写白皮书时，FDA 第一次开始了对糖的评审，目的是要判断糖是否应该继续被放在"总体安全"的名单里。1969 年，应尼克松总统在食品、营养和健康会议上的要求，"总体安全"名单需要重新审查，美国实验生物学联合会在接受了 FDA 的指派后，选出了一个 11 人小组，成立了"总体安全物质评选委员会"（Select Committee on GRAS Substances，SCOGS），审查数百种食物添加剂。在历经 5 年的审查后，委员会提交了 72 份综合报告，指出了 230 种存在疑问的物质。

委员会终于要开始对糖的评审了，优点也好，缺点也罢，成败在此一举。虽然委员会声称保持中立，不受商业影响（SCOGS 的成员声明称，"避免任何潜在的利益冲突"），但事实显然并非如此。

SCOGS 的主席、生物化学家乔治·欧文（George W. Irving）是国际糖业研究基金会的科学咨询委员会成员，并曾担任主席（从 1969 年起，任期 2 年）。SCOGS 的另一名成员，艾奥瓦大学的小儿科教授塞缪尔·弗门（Samuel Fomen）曾接受制糖业的资金，在 1970 ～ 1973 年研究糖在婴儿喂养中的作用。

根据 FDA 的规定，只要能提供"真实可信的理由和证据，如生物化学上的不良反应，或任何其他信息"，委员会就可以将一种成分移出总体安全的名单，并宣布有害。然而，委员会的成员们认为，对于糖这种非常敏感的产品（他们后来写道："如果蔗糖被宣布有害，那么葡萄糖、果糖和蜂蜜该怎么办呢？"），只要存在互相矛盾的证据，就不应将其划定为有害。

也不知是出于什么原因，委员会的评审结果很大程度上参考了糖业协会出版的白皮书和其作者们的意见。1976 年 1 月，糖业协会拿到了一份 SCOGS 委员会的"暂定结论"，并马上传给了 FNAC 的成员们，要求他们进行紧急评估，希望斯太尔和他的同事们能从这份"暂定结论"中发现论述或数据上的疏漏，以备将来的不时之需。可没想到的是，这份"暂定结论"对制糖业相当友善，其中评估心脏病的章节里说："存在互相矛盾的结论。"在引用的 14 份材料中，1 篇来自白皮书中弗朗西斯科·格兰德的文章，还有 5 篇不是来自格兰德的实验室，就是来自制糖业资助的研究。在 SCOGS 的报告里，唯一讲述糖尿病的段落写道："长期食用蔗糖可导致代谢碳水化合物的能力发生变化，进而导致糖尿病。"但后面又说："近来的研究已经否定了这一观点。"在其引用的否定观点中，1 篇来自白皮书中艾德文·毕尔曼和拉尔夫·纳尔逊的合著文章，还有 2 篇来自毕尔曼的实验室。

修订版的 SCOGS 报告在一年后发布，其中增加了一条内容，说有证据显示吃糖会导致蛀牙，但以现有的消费量来说，并不足以达到对公众产生危害的程度。报告中将糖和糖尿病的关联描述为"依情况而定"，说"除了过量吃糖导致多余的热量以外，没有确实的证据能够显示糖和糖尿病的关联"。报告中还说，糖和心血管疾病的相关性"几乎没有"，而且"似乎导致心血管疾病的主要饮食因素是脂肪，虽然从病理学上看糖也有关联，但那应该是次要因素"。

除了蛀牙的问题，SCOGS 的报告也劝诫大众说，食品和饮料中的糖已经变得越来越多，如果这种趋势继续，很多现在的结论就不适用了，"在取得更多数据前，不可能判断糖的消费增长是否会构成健康危害"。

报告的最后，SCOGS 的评审者们向糖业协会致谢，感谢他们为报告的撰写"提供信息和数据"。约翰·塔特姆的回应是："感谢你们的引用，但这些小事还是不用公开为好。"报告是由欧文签发认可的，他是 ISRF 的科学顾问委员会的前任主席。

在 SCOGS 于 1977 年 1 月发表报告前，FDA 举行了一场公共听证会讨论此事。谢尔登·赖泽（Sheldon Reiser）是美国农业部碳水化合物营养实验室的主任，他和同事一起提交了"丰富的证据"，表明"蔗糖是饮食中导致肥胖、糖尿病和心脏病的因素"。后来他们向《美国临床营养学杂志》写信解释说，肯定有一定比例的美国人不耐受高糖或者高碳水化合物饮食——据他们当时的估计，人数可能多达 1500 万人。他们向 SCOGS 反映说，仅此一项理由，最少就应该限制 60% 的食用糖消费。除此以外，他们认为还应该发起全国性的宣传，告知大众过量吃糖的危害。

SCOGS 的成员们坚决捍卫自己的主张，"虽然我们的工作并不完美，但也尽了最大的努力，"他们如此写道，"何况这些工作本身就有巨大的不确定性，受到诸多条件的限制。"⊖

另外，糖业协会开始大肆宣传 FDA 的这一工作成果，把 SCOGS 的报告当作自己的尚方宝剑。

SCOGS 的报告将反对糖的证据描述得模棱两可、含糊不清，或者是依情况而定。可到了糖业协会这里，所有的证据和警示都被说成了是子虚乌有。

塔特姆向所有糖业协会成员发送了一份备忘录，建议成员企业将 SCOGS 的报告慎重保存，并交付员工认真学习。"从长期来看，"他说，"总体安全的话题都将保持热度，我们要将这一概念传播到这个国家的每个角落。"⊖

"糖是安全的！"糖业协会现在可以用 FDA 的报告来做广告了，

⊖　这些限制包括研究的材料有限、有限的实验设计、众多食品添加剂混淆视听，以及不断进步的新医学发现。

⊖　1976 年 5 月，当美国公共关系协会将银砧奖发给糖业协会和卡尔百沃公司，表彰它们在糖的公共关系方面工作出众时，协会夸奖它们"阻止了草率的批评"，并将 SCOGS 的报告视作这一公关工作的重大成果，"在接下来的几年里，糖应该不会再受到来自立法的限制了"。

"糖不会导致致命疾病……没有被证实的科学证据能够表明糖会导致糖尿病、心脏病或其他疾病。"广告的结尾还有温馨提示，提醒无知的消费者："如果你听到有人说糖的坏话，可得留点神。他的话毫无依据，只是为了实现不可告人的目的。如果你问他怎么看总体安全的报告，他只能说无可奉告。当然啦，科学事实最能戳穿骗子营养学家的谎话。"

持续的公关战役

糖业协会为了资助糖尿病研究而四处奔走，但这些努力都比不上资助科学顾问的效果好，在他们拿下了 SCOGS 的报告前，就已经在此领域建树颇丰。1976 ～ 1978 年，糖业协会和 ISRF 每年向弗雷德·斯太尔与他的食品和营养顾问委员会提供 6 万美元的资金。1975 ～ 1980 年，他们花费超过 65.5 万美元，资助十几个研究项目，根据内部文件的描述，"支持这些研究，是我们行业的防御之策"。所有这些项目都需要经过 FNAC 成员和行业内大公司的审查，比如可口可乐和好时等"为行业贡献力量的成员"。一点儿也不奇怪，所有资金都流向了保卫和支持糖的研究方向，或者仅仅是 FNAC 成员们的关系户手中。（例如在麻省理工学院的一个研究项目，探索糖是否会提高小鼠血液中的血清素含量，如此"可以表明糖对于抑郁症的治疗效果。"）

哈佛大学的罗恩·雅琪（Ron Arky）是毕尔曼的朋友和医学院同学。保罗·罗伯森（Paul Robertson）是毕尔曼在华盛顿大学的学生。两人都参与了当年糖业协会资助的实验，他们后来说这些实验只是徒有其表，摆个样子。罗伯森曾因销售一款有可能导致糖尿病的药物受到抨击，他在接受采访时说："他们不过是做个姿态，这样就可以大言不惭地说自己在研究糖尿病时帮了忙。"

制糖业的公关战役还没结束。当塔特姆还在忙于应付 FDA 时，他就在备忘录和演讲中表示，糖业协会可能会在下一场斗争中倒下。制糖业曾经认为，乔治·麦戈文和他的委员会从 1973 年开始举行的听证会，将在 1977 年"自己灭亡"。但委员会在长期酝酿之后发出了一篇报告——《美国人的饮食目标》（*Dietary Goals for the United States*），于当年 1 月发行。麦戈文在记者发布会上，将这份报告称为"在充分考虑美国人的饮食风险后，由所有联邦政府下辖机构合作完成的综合报告"。在这篇报告中，委员会首先建议美国人少吃脂肪，其次建议将全国糖消费量减少 40%，达到乔治·坎贝尔估计的、能够使整个族群保持健康且不爆发糖尿病的水平线上。这份报告让制糖业大吃一惊。

塔特姆向糖业协会的成员们说，只要将 FDA 的报告奉如圭臬，就能把麦戈文的委员会打得落花流水。麦戈文虽然其貌不扬（据塔特姆说，麦戈文看起来和他的职员一个模样），但不为所动，将 40% 的数字保留了下来，放在 1977 年修改版的饮食目标中。"多少糖会导致肥胖和疾病，这是个价值观的判断问题，而我们有保留各自价值观的权利。"

然而，即使在麦戈文发布了报告后，糖业协会还是占了上风。

1980 年，美国农业部发布了第 1 版"膳食指南"，这份指南由马克·海格斯戴（Mark Hegsted）率领的小规模委员会起草，而海格斯戴建立的所有事业，几乎都是在哈佛大学弗雷德·斯太尔的部门中完成的。

海格斯戴随后宣称，毕尔曼在 1979 年发表在美国临床营养学会上的评论，就是自己用于确定消费多少糖的理论依据。而毕尔曼十分确信，糖是无害的。

"和广泛传播的观念不同，"膳食指南说，"即使吃很多糖也应该不会导致糖尿病。"接下来，它建议人们"要避免吃过多的糖"，但是并不明确指出"过多"究竟是多少。1985 年，美国农业部发行了膳食指南的第 2 版（弗雷德·斯太尔现在是膳食指南顾问委员会的成员之一），仍然建议美国人避免吃过多的糖，却删除了糖和糖尿病之间存在关联的警告，只是模糊地说了一句"饮食中的高糖分不会导致糖尿病"。与此同时，在两个版本交替的这几年里，美国农业部自己下辖的碳水化合物营养实验室一直在发布研究报告，显示糖的消费的确是导致糖尿病的原因之一，即使是"适量"吃糖，也会提高较大比例人群的心脏病风险。

被忽略的 FDA 警告

1986 年，FDA 又一次开始调查是否应该让糖保留在总体安全名单中的位置上。由沃尔特·格林斯曼（Walter Glinsmann，他后来成为玉米精炼商协会的顾问）带领三名调查员，又一次开始了被 SCOGS 在 1976 年搁下的工作。在又一次检查证据之后，三名调查员表示："没有证据可以表明，糖在当前的消费量下，能够对公共健康造成危害。"

FDA 对糖的评审变成了官方意见，其评审逻辑和结论被一系列关系到饮食和健康的政府报告引用，尤其是 1988 年的《卫生部关于营养和健康的报告》(*Surgeon General's Report on Nutrition and Health*)，和 1989 年美国国家科学院《饮食和健康》(*Diet and Health*) 的报告。这是这半个世纪里，在此领域中最重要的两份文献，一直影响到 2005 年的医学研究。所有这些官方文件都将脂肪视作饮食中的魔鬼。"太多饮食中的脂肪含量过高"，卫生部报告中如此写道，认为这一问题导致了全球一半的常规死亡，并应该为美国当年 210 万死亡人数中的 2/3 负责。所有引用 FDA 数据的报告，在讲述糖和慢性疾病的关联性时，都引用原文，说这是"不确定的"，从而有效地将"不确定的"与"不存在的"等同，糖业协会就是这么做的。(直到 2016 年 3 月，糖业协会的网站上仍旧错误地引用 FDA 的观点。)

所有这些重要文献都忽略了 1986 年 FDA 报告中的警告："本报告得出以下结论，即在我们当前的消费量水平下，糖可能是无害的。"沃尔特·格林斯曼后来解释，所有物质在达到很高的剂量后都会产生危害，所以无论是药物还是饮食，剂量都至关重要。(SCOGS 在审查甜蜜素和糖精的过程中并未遵守这一逻辑，只要有导致癌症的可能，无论剂量多少，都会被判定为危险。但在审查糖的时候，它就又开始讲究剂量了。)

1986 年，格里斯曼和同事们在报告中估算，当前的人均糖消费量是一年 42 磅（19.05 千克），等同于每天 18 盎司（0.52 升），相当于每天喝一罐或半瓶可乐。按照美国农业部的计算，我们在 21 世纪初的糖消费量是 90 磅（40.8 千克）。格里斯曼的数据还不到后者的一半。如果糖和高果糖浆每年的消费总量只有 42 磅，即使对糖的批评再激烈一些也无所谓，但证据显示，我们的消费量没这么少。

1989 年，大英医学和食物政策委员会（British Committee on Medical Aspects of Food Policy，COMA）首次发布了官方版本的对糖的健康评估报告，其中谈到了糖和疾病的关系。撰写报告的团队由十几位著名的营养学家、生物化学家和生理学家组成，他们的领头人、糖尿病专家哈里·基恩（Harry Keen）从 20 世纪 70 年代就开始接受制糖业的资助。

英国人的报告明确说：糖和疾病无关。他们参考的文献正是 FDA、美国卫生部和美国国家科学院的内容。但是从科学证据本身来看，基恩和同事们意识到，以英国人当时的糖消费量[根据美国农业部数据，大约相当于美国人糖消费量在 75 磅（34.01 千克）时的水平]，能够引发一系列的代谢问题，包括甘油三酯升高、心脏病、糖尿病、高血压和肥胖。他们意识到有很多人对糖和其他碳水化合物较为敏感，但最后给出的结论是，这些疾病和糖之间没有"因果关系"。报告中提出了一项警告：甘油三酯升高的个人（如今的英国和美国，一半成年人有此问题），最好限制蔗糖和其他食品中的添加糖，将年消费量控制在每年 20 ～ 40 磅（9.07 ～ 18.14 千克），这相当于英国人在维多利亚时期的消费量，是 200 年前的水平。

第9章

他们不知道的事

我希望医学院能开一门课，讲述医学不知道的事情。如果把这些内容编成教材，也能写成鸿篇巨制呢。

——路易斯·托马斯（Lewis Thomas），
《医学，一门古老的学问》
（*Medicine as a Very Old Profession*），1985

在过去的 400 年里，所谓科学方法，总结起来就只有两个词：
"假说"和"验证"。如果想获取真实且正确的知识，这是必须遵
从的步骤。用哲学家卡尔·波普（Karl Popper）的话来说："科
学的方法，就是大胆假设，小心求证。"大胆假设就是树立"假说"，
相对其他部分而言，这点相对容易。小心求证指的是设计实验，进
行验证，这才是真正困难的部分，需要花费大量时间、精力和资金
才能完成。

营养学的假说通常难以验证，因为它关系到食物、营养成分或
饮食模式在较长的时间尺度下对身体的影响。本书要树立的假说
是：糖会触发肥胖和糖尿病，在此基础上导致心脏病和其他关联疾
病。慢性病的发展是长期过程，不是几个月就能看出影响的，比如
由维生素缺乏导致的坏血病和脚气病。所以这一假说的时间跨度是
几十年。

20 世纪 60 年代晚期，美国国立卫生研究院曾考虑用实验来
验证饮食中的脂肪导致心脏病，从而缩短寿命的假说。后来它意识
到，这需要动用超过 10 万名实验对象，花费至少 10 亿美元。而
即使是这样，它也无法得出一个确凿和没有疑问的结果（这就是为
什么重复性实验在科学方法中至关重要，特别是当它由独立调查团
队进行时，这是一项假说在被接受之前的必需步骤），于是这样的
研究计划只好放弃。

此后发生的事情让我们清楚地看到营养科学的陷阱，以及这些
陷阱是如何形成的。美国国立卫生研究院在放弃了 10 亿美元的实

验计划后，转而进行了两项内容相似，但总开销只需 2.5 亿美元的实验。第一项实验：选择高胆固醇水平的男性，让他们进行低脂肪饮食（视情况可服用降血压的药物，或遵医嘱戒烟），然后看这些人是否比对照组成员的寿命长。实验结果发表于 1982 年，显示此假说不成立。进行低脂肪饮食的男性比对照组有更高的死亡率。（研究院拒绝相信低脂肪饮食可能有害，但又不能怪在吸烟的头上，于是总结说，这可能是降压药的副作用导致的。）第二项实验：选择有高胆固醇水平的男性，测试一种降低胆固醇的药物，看他们能否比对照组成员的寿命长。实验结果发表于 1984 年，显示药物有用但收效甚微。

这样的实验结果让美国国立卫生研究院的领导们坚定了信念。（"不是完美的结果，"一位领导事后说，"完全确定的数据是可遇不可求的，所以只要全力以赴，问心无愧就好。"）显然，他们对每年几十万死于心脏病的美国人忧心忡忡，于是做出如下假设：如果降低胆固醇的药物可以延长患有高胆固醇的病人的寿命，那么低胆固醇的饮食就能对所有人起到相同的效果。除此以外，他们还假设，如果将这一政策推广至全国，产生的好处肯定高于风险。于是在 1984 年，伴随着巨大的争议，他们开始了在全国范围内的宣传活动，号召所有 2 岁以上的美国人采取低脂肪饮食。这一政策产生的后果，直到现在还影响着我们的生活。

如果研究就此停住，我们永远不会知道当年的决策是否合理。但幸运的是，研究并未终结。美国国立卫生研究院最终还是花了 5 亿～ 10 亿美元来研究这样一个假说：低脂饮食能够帮助女性预防慢性疾病，从而延长寿命。虽然研究部门相信这一假说对所有人都适用，但是政治压力迫使它用女性作为研究对象。这项知名的实验名为"女性健康研究"，开始于 20 世纪 90 年代末，结束于 2006 年。结果显示，该假说未能得到证实。此项实验中的 2 万名女性在低脂饮食（多吃水果、蔬菜和谷物，少吃红肉）的情况下，没有显示出比对照组的女性更加健康。

又一次，学者们对实验结果视而不见，他们丝毫不怀疑"脂肪会导致心脏病，而低脂饮食能预防心脏病"的假说，而是转而怀疑这次有史以来最大规模的随机实验没能够反映正确的结果，或者说没能反映他们想看到的结果（用科学术语来说，就是没能得出一个"统计学上的显著结果"）。学者们相信，如果实验持续的时间再长一些，又或者实验参与者执行更严格的低脂饮食，那么实验的结果就会不同。这些权威机构已经花了几十年的时间（将近半个世纪）教导人们脂肪会导致死亡。对他们来说，"实验失败了"（或者说近似成功了）这样的解释显然更容易接受。他们宁愿接受这种结局，也不愿意承认最早的猜想是错的，而建立在这一猜想上的所有决策皆为虚妄。

从科学的历史上来看，如果一个假说需要一遍遍地验证，那么越是验证，成功的机会就越渺茫。脂肪致病假说就是活生生的例子。1987 年，在政府机构一厢情愿地相信了脂肪致病假说，公共健康的宣传正进行到一半的时候，美国卫生部发布了关于营养和健康的报告。报告称，我们饮食中的脂肪含量过高，美国人中每年有 200 万人死亡，"而脂肪要为 2/3 的死亡负责"。报告还说，"这一结论背后的科学证据，比 1964 年确认烟草危害的证据还要深刻。" 1/4 个世纪以后，对证据审查最具权威的国际组织 Cochrane 协作网称，虽然有证据显示，采用多不饱和脂肪替换饱和脂肪能够产生一点点效果，但低脂饮食本身不会对健康产生任何正面效果。至此，脂肪致病假说仍然是一种假说，而政府将其奉为真理，不过是自己的一厢情愿罢了。

所有营养学上的争端，其核心都是一个简单的事实：公共健康政策需要一个答案，而科学研究存在一个过程。这两者之间存在根本的矛盾。当众多美国人死于饮食导致的疾病，为了拯救生命，就会有人愿意信奉看似正确的理论。实际上，如果此时他们不相信，反而变成不负责任了。但是不管他们信或不信，都不会丝毫影响假说的正确性，只会妨碍科学的怀疑精神，妨碍我们通过实验来验证这些假说。公共健康机构会辩称，没有足够的时间用于搜集"决定性的科学证据"，因为它需要马上行动。科学家们会说，没有决定性的科学证据，就说明我们尚未了解真相，所以不能贸然行动。这两种说法可能都没错。当我应《科学》杂志的要求，从 1999 年开始调查有关营养学的争端时，美国国立卫生研究院的主任对我说："我们只是被舆论推着往前走，人们嚷着'给我答案！到底是这样还是那样？'研究耗时良久，可人们没有耐心，他们只想知道结果，现在就要，还不能模棱两可。于是我们看不见自己的位置，被裹挟着向前走，也就无暇顾及科学的公正了。"

这一矛盾的误区在于，一旦我们认定了某种尚未成熟或不完整的证据（即使我们曾经怀疑过），就会倾向于固执己见，相信以前的判断。就算后来的证据已经转向，我们往往仍会执迷不悟，这是人类在所有行为中都会产生的误区。当弗朗西斯·培根400年前成为科学方法的先行者时，他希望科学方法能够以理性和批判的思维为基础，最大程度避免人性的干扰和偏见。[一]如果没有谨慎的验证，偏见和执念就不可避免。相信一个实验甚至是多个实验出错，总比承认自己的错误容易。坚持科学的方法能够在表面上去除这种偏见，却不能除根。

被舍弃的新发现

1969年，约翰·尤德金谈到了这种矛盾，并提到它在营养学研究中造成的影响。他指出，目前的挑战是，建立一个体现糖和慢性疾病关联的、可靠的知识体系。在参加一个在伦敦举行的座谈会时，尤德金意识到，目前没有决定性的研究能够证明糖的问题，没有人真的去验证这个假说。科学家们用小鼠做过糖会导致慢性病的实验，因为这些实验做起来容易：给啮齿类动物喂高糖食物，然后观察它们的短暂一生。但这和人毕竟不是一回事。他们无从得知小鼠能在多大程度上代表人，它们被学者们称为"特异性对象"。这些实验使我们知道吃糖的小鼠寿命缩短，也就到此为止，无法提供更多信息。

尤德金知道，想要真的证明糖会导致心脏病或糖尿病，需要

[一] "人类的认知有个特点，"培根写道，"不是成见，就是偏见。人类会先形成观点，然后寻找各种理由支持和包装，即使遇到为数众多且有理有据的反证，也会选择诅咒和忽视，用偏执当作盾牌，寻找各种例外，只为了维护当初的设想。"

10 ～ 20 年的随机对照实验。这和美国国立卫生研究院做的那次实验没什么区别，但由于脂肪或胆固醇致病假说的存在，这一提议无疑会被马上否决。这种级别的实验远远超出了个人学者和一些小团体的预算，只能靠美国国立卫生研究院、英国医学研究委员会，或者同等级别的政府机构来组织和协调。否则的话，学者们只能搞些便宜的研究，比如拿老鼠和灵长类动物做实验，或者做一些只有几十人的，从几周到几个月不等的人类实验。"这些小型实验，"尤德金说，"其实验结果因为实验太小、限制太多而被忽视，是不合适的。但是无条件地接受这些结果，而不考虑在更广泛人群中、更长时间尺度中的影响，也是不正确的。"

1986 年，在 FDA 为糖大开绿灯后，公共卫生机构、研究机构和临床医师都被教导，肥胖和糖尿病之间存在因果关系，是肥胖导致了糖尿病，而不是糖。而肥胖是因为吃得太多，运动不足。按照这个逻辑，营养方面唯一能够影响体重的只有热量。热量自然应当一视同仁，糖既不会比其他食物更易使人发胖，也不会加剧引发糖尿病。这正是制糖业从 20 世纪 30 年代起就一直在推广和宣传的理念，也是哈佛大学的弗雷德·斯太尔声称自己更愿意喝一杯，而不是来一份甜品时要传达的思想。

可是如果按照科学的方法，我们需要换个角度思考问题。如果两种食物或者说两种营养成分的代谢方式是不同的，拿葡萄糖和果糖来说吧，它们的代谢过程需用到的器官完全不同，那么它们对激素和生物酶的影响就不一样，最终对脂肪的储存和调节会产生不同的影响。从这个角度说，100 大卡的葡萄糖和 100 大卡的果糖对人体产生的影响是不一样的。如果我们将两种各取一半，混合起来的影响应该又有区别。如果我们忽视这些可能性，得需要多大的偏见？

营养学家推测，100 大卡的脂肪对冠状动脉斑块造成的影响，和 100 大卡的碳水化合物相比是不一样的。甚至 100 大卡的饱和脂肪和 100 大卡的不饱和脂肪相比，产生的影响完全不同。既然如此，我们为什么就不能考虑主要营养物在脂肪堆积方面的影响，或者说在促进糖尿病方面的影响是不同的呢？（糖尿病是一种胰岛素抵抗和高胰岛素血症疾病。罗莎林·耶洛和罗门·伯森在 20 世纪 60 年代提出的这一理论很可能是对的。）但是研究肥胖和糖尿病的学者们咬定"热量就是热量"的理论，丝毫不肯松口。就算当众向他们展示，和其他物质相比，糖在人体内有一种特殊的代谢模式也无济于事。这种从 20 世纪初期开始，流传至今的顽固，无疑是对这几十年来医学进步新发现的舍弃。

20 世纪 80 年代，在研究糖和其果糖成分的生物化学家、生理学家和营养学家的共同努力下，糖对人体的短期影响和糖在人体内的完整代谢过程终于被发现。

葡萄糖，占糖总成分的一半，通常出现在淀粉和面粉中。当我们吃下葡萄糖后，它会变成能量，在血液中循环，既可以被肌肉、大脑和其他组织直接使用，也可以储存在肌肉和肝脏中（成为一种叫糖原的化合物）。糖的另一半成分是果糖，它的命运就完全不一样了，大部分果糖不参与循环系统，而是由肝脏代谢。当葡萄糖被用作能量时，它的代谢通道包含一个反馈机制，可以在需要的时候停止消耗，把自己储存起来，变成糖原。可是果糖在肝脏内的代谢过程没有反馈机制，按照生物化学家的说法，果糖转化成脂肪的过程，"不受细胞控制"。产生的结果就是，体内的甘油三酯升高了。虽不是百分之百，但很多实验对象在食用高糖饮食后，都出现了这一现象。

当心脏病学家和流行病学家争论甘油三酯的升高是否会增加心脏病的风险时（这个过程也促使他们反思对胆固醇的执念），生物化学家已经接受了一个概念："糖是所有碳水化合物食物中最易生成脂肪的。"沃尔特·格林斯曼是撰写了 FDA 糖的报告的作者，他后来也认识到，肝脏是人体合成脂肪的大本营。[⊖]以色列生物化学家伊里尔·沙弗里（Eleazar Shafrir）将这一过程描述为："高果糖的饮食能够强效促使肝脏生成脂肪。"从短期人体实验来看，这一效应在部分人身上的影响十分显著，动物实验也是如此。在人体实验中，实验开始时甘油三酯最高的人，在减少吃糖后，效果最为显著，这就暗示了（不是证明）糖正是他们当初甘油三酯升高的原因。这些人在开始进行低糖饮食后，胆固醇指标也降低得最多。

除了上述内容，在糖的作用下，人类和动物实验体都表现出其他的异常反应。虽然科学家们想要继续深挖这些内容，但从 20 世纪 80 年代起，从美国政府索取这一方向的研究经费变得越来越难。和男性相比，年轻女性似乎对甘油三酯的升高效应有很好的抵抗，但在绝经后，女性的反应变得和男性一样。科学家推测，这个

⊖ 1916 年，卡内基研究所的哈罗德·希金斯发表了针对碳水化合物研究的首版文章，讲述人体代谢不同碳水化合物的速度，他在文章中做出同样的判断："果糖（有时是半乳糖）在人体代谢过程中，呈现出更易转化成脂肪的趋势，而葡萄糖倾向于转化成糖原。"

现象也许能够解释为什么年轻女性几乎对心脏病免疫。但科学家除了推测，也做不了什么了。

对高糖食物有甘油三酯升高效应的实验对象，在吃下碳水化合物后，也往往表现出一种被称为葡萄糖不耐受的现象：他们在进食后的数小时内，血糖升高的程度比正常人大。这就暗示了他们的细胞可能存在对胰岛素的抵抗，从而不能有效地降低血糖。但是这一现象的原因尚未可知，因为糖是被肝脏代谢的，而其中的果糖成分根本不会刺激胰腺分泌胰岛素。在 20 世纪 70 年代早期，阿哈龙·科恩和他的以色列同事在报告中说，基因的不同，导致个体对糖的反应有区别，而糖尿病的起因可能也是如此，至少老鼠实验是这样的。科恩和同事们将有葡萄糖不耐受倾向的小鼠挑选出来，集中喂养，繁殖子代，这些子代小鼠在吃糖后仍然表现出葡萄糖不耐受的特点。在繁殖到第三代后，小鼠吃糖后不仅仅表现出葡萄糖不耐受，还出现了糖尿病。如果把这个实验的结论用在人类身上，就可以解释在吃同样多糖的情况下，为何有些人患糖尿病，另一些人则没事。但毕竟无法直接类比，这不是科恩或任何人可以回答的问题。

1986 年，沃尔特·格林斯曼和他的同事们完成了最终版的 FDA 关于糖的报告。在调查了很多资料后，他们决定用"没有决定性的长期证据表明糖的影响"这个理由，给予糖总体安全的评级。当时大部分的学者和临床医生都相信，不是糖，而是脂肪导致了心脏病。格林斯曼和同事们也不例外，他们相信糖是总体安全的，这并非说明糖真的很安全，而仅仅代表了 20 世纪 80 年代权威们的看法。

　　对此持反对意见的科学家们，如尤德金、沃尔特·默茨和美国农业部碳水化合物营养实验室的谢尔登·赖泽，被人们当作心存偏见的坏科学家。比如尤德金，被人说成是在虚伪的假说中枉费精力。而他们的理论却从未被认真谨慎地验证过。格林斯曼和同事们指出了"没有决定性的证据"，却没有对下一步的实验提出建议。实际上，他们的工作仅仅是编纂 FDA 的报告，并不包含以后的事情。⊖ 既然已经宣布了脂肪会导致心脏病，政府和健康机构自然要号召美国人进行低脂饮食。

影响公众看法的事件

　　关于糖的舆论很快又会变化，但在此之前，有两件事的发展影响了营养学权威的想法，进而影响了公众的看法。

　　整个 20 世纪，糖尿病专家和营养学家们都相信一种假说：如果食物中的某种成分会促进或导致糖尿病，那么这种成分要么会让人发胖（直到 20 世纪 80 年代，脂肪一直被大部分人当作导致肥胖的主要原因），要么会导致分泌胰岛素的细胞负担过重。甚至英国学者彼得·克里夫都认同这一观点，他在 20 世纪 60 年代就深受影响，主张精制谷物和糖会导致肥胖、糖尿病和其他相关的慢性病。

　　如果这个假说是真的，那么研究糖或其他碳水化合物食物对糖尿病影响的关键，就是比较它们被消化和吸收的速度。它们被消化

⊖ 25 年后，我问沃尔特·格林斯曼，谁后来成了玉米精炼商的顾问，需要做什么研究才能解决糖的"没有决定性证据"的问题，他拒绝回答。

得越快，就会越快转化为葡萄糖，进入血液循环，导致血糖升高越多。这个概念被称为"升糖指数"。这个前卫的概念是由牛津大学的学者们在 20 世纪 70 年代提出的，这个概念支持克里夫的观点。碳水化合物越是被精制或深加工，其中所含的脂肪和纤维就越少，被吃下去后消化得越快，血糖升得越高，就需要越多的胰岛素来参与代谢，或许正如克里夫说得那样，这样会加重胰腺的负担。为了定义升糖指数，牛津大学的科学家们将实验对象喝下一份葡萄糖水后的血糖升高数值作为参照，定为 100。相比之下，玉米片的数值是 80、大米 72、白面包 69、苹果 39，而冰激凌（含脂肪较多）只有 36。

升糖指数的概念刚一问世，各种刻薄的批评就汹涌而来。一个最明显的问题是，个体对食物产生的血糖反应是因人而异的，而且餐食中的其他食物对综合升糖指数影响很大，比如其他食物中的脂肪、蛋白质和纤维都会影响这顿饭的总体升糖指数。除此以外，另一个问题是高脂肪食品，甚至是高饱和脂肪食品的升糖指数很低，比如冰激凌。很多营养学家和学者由于相信脂肪的危害，出于对肥胖、糖尿病和心脏病的担心，拒绝接受这个概念。但即使这样，在糖尿病人的圈子里，升糖指数的概念还是被慢慢接受了，因为它能提供一种衡量哪种食物能吃，哪种不能吃的指标，也能够在吃一些食物之前判断是否应该调整注射胰岛素的剂量。

升糖指数产生的一个意想不到的结果是，让糖变得更加健康了，甚至是对糖尿病患者而言。食糖中的一半是果糖，这些果糖大部分通过肝脏代谢，不参与循环系统，几乎不提高血糖，所以糖本身（指的是蔗糖和高果糖浆，下面会说）的升糖指数并不高，只有一半的成分对血糖有影响。这样一来，糖也就摆脱了嫌疑，成为一种理想的甜味剂，可以被糖尿病人接受了。"对糖尿病人来说，没有必要拒绝含糖的食物。"这是明尼苏达大学的学者们在 1983 年的《新英格兰医学杂志》上发表的内容。1986 年，这一观点成为美国糖尿病协会的正式指导意见。

可能正是因为这个原因，含有果糖成分的甜味剂销量全面增加。从 20 世纪 80 年代开始，随着蔗糖和高果糖浆的增长，肥胖和糖尿病也愈演愈烈。如果我们回到 70 年代的前 5 年，会看到糖遭受舆论打压，人均消费量有所下降。但到了 80 年代，糖消费量出现了自大萧条以来的最大增长。1999 年，不分男女老少，平均每个美国人一年消费 150 磅（68.03 千克）糖。这一数字比 25 年前 [113 磅（51.25 千克）] 提高了 1/3。格林斯曼写 FDA 报告时，认为当年的剂量是安全的。可到 1999 年，仅仅 13 年后，我们吃掉或喝下的糖是当时的 2 ～ 3 倍。（根据计算方法的不同，糖和高果糖浆被销售与消费的比例不同。）

这种向上的逆转得益于制糖业的成功公关和高果糖浆被引入食品行业。高果糖浆中比较知名的品种是 55 号糖浆，前面提到，这是一种由 55% 的果糖和 45% 的葡萄糖组成的高果糖浆，在甜味剂的功能上和糖几乎没有区别，被用于可口可乐和百事可乐。[⊖]1984 年，高果糖浆取代了糖在软饮料中的位置。价格低是主要原因，而

⊖　高果糖浆中的果糖和葡萄糖的结合方式与蔗糖中的不同。有些学者认为高果糖浆的危害更甚于糖，他们可能是多虑了。根据 20 世纪 70 年代的研究估算，用于食品工业，特别是软饮料行业的糖在被吃掉前，已有 50% 成为"转化糖"，而这正是制造果糖的水解过程。

保持低价的原因，要多谢里根总统签署的法令。除此以外，对饮料工业来说，糖浆也是一种方便、好用的原料。从 1984 年直到 20 世纪末，随着高果糖浆逐渐取代糖的市场份额，可提供热量的甜味剂的消费保持着长期稳定的增长。

对于这种情况，有很多可能的解释。比如公共健康机构向国民宣传，脂肪会引发肥胖，并暗示只要不过量使用，糖其实没有危害。（20 世纪 90 年代中期，美国心脏协会建议：用糖果作零食，比吃饱和脂肪的食物强。）另一个可能的解释是，为了和糖争夺市场，生产高果糖浆的玉米精炼商协会进行了促销。它首先强调产品中的果糖成分，然后宣称这是"来自水果中的糖分"，显得更健康。美国糖尿病协会和糖尿病专家也来帮忙，说果糖不会提升血糖，所以无须胰岛素的帮忙。这一切让高果糖浆看上去很美。

高果糖浆被大量应用在果汁、软饮料，以及日益增长的加工食品和烘焙食品中。绝大多数人相信高果糖浆和糖是不一样的，却不知道它们的成分都是葡萄糖和果糖，唯一的区别只是结构。这种傻傻分不清楚，正是玉米精炼商们想要的结果。[○]很多主打健康概念并风靡一时的食品，都使用高果糖浆作为甜味剂，比如运动饮料佳得乐、添加银杏成分的瓶装茶饮料，还有含草药成分的低脂酸奶。这些食品制造商明知产品的主要热量来自高果糖浆，却不告知消费者这就是另一种形式的糖，不警告可能会引发的肥胖和糖尿病。结

○　2000 年，当我为了第一本营养学方面的书做研究和采访时发现，很多接受采访的学者们，或者以为高果糖浆里面只有果糖，或者不知道蔗糖的一半是果糖。这些学者不是流行病学家，就是专攻慢性病的医生。他们对生物化学的背景知识了解不够，也不知道这些小细节。

果呢？我们变得更胖了，患病的人数也更多了。我们不禁要问，这是巧合吗？还是其中存在联系呢？

20 世纪 80 年代后期，科学知识出现急速更新。生物化学家们发现了肝脏代谢果糖的方法，也知道了为何糖会导致血液中的甘油三酯升高。这些内容毫无争议，医学领域理解这些内容的方式也发生了变化。我们对导致心脏病和糖尿病的猜想，已经开始从脂肪向碳水化合物食物上转移。

医学研究领域开始认识到，胰岛素抵抗和一种被称为"代谢综合征"的状况才是心脏病和糖尿病的主要或一种成因。在患心脏病或糖尿病之前，人首先会产生代谢综合征。根据美国疾病预防控制中心的估算，约有 7500 万美国人患有代谢综合征。

医生判断代谢综合征的第一项指标，是宽大的腰围。这就是说，如果你的体重超标或肥胖（就像 2/3 的美国人一样），就很有可能患代谢综合征；另外，如果你既有高血压，又对葡萄糖不耐受，那么你离糖尿病也就不远了。这就是胖人比瘦人更易得心脏病和糖尿病的原因（虽然瘦人也可能有代谢综合征）。

一系列原本被医学认为没有关联的疾病（被分开诊断，病因不同的疾病）被代谢综合征串在了一起：肥胖、高血压、高甘油三酯、低 HDL（高密度脂蛋白）、心脏病（动脉硬化）、高血糖和各种炎症。所有这些疾病都与胰岛素抵抗以及血液内过高的胰岛素相关。人身体的自身平衡被打破，系统失调，便产生了各种问题和慢性疾病。

　　对代谢综合征的研究可以上溯至 20 世纪 50 年代罗莎林·耶洛和所罗门·伯森的研究。他们发现肥胖和 2 型糖尿病都与胰岛素抵抗有关。尤德金在 1963 年受此影响,提出导致心脏病的最大因素可能就是糖。他在进行动物实验后发现,用糖来喂食,会导致各种代谢失调。于是他指出,同样的情况可能也适用于人类。斯坦福大学的内分泌学家杰拉尔德·雷文(Gerald Reaven)和其同事在这一方向做出了卓越且令人瞩目的贡献。雷文的观点和尤德金类似但稍有区别:他认为心脏病和糖尿病是由一系列代谢与激素失调导致的,其他症状还包括肥胖和胆固醇升高。雷文暗示,所有碳水化合物食物都会导致问题。和尤德金不同,他并不会狂热地宣称糖有毒性而饱和脂肪没问题。

　　1987 年,在一个由美国国立卫生研究院举办的讨论预防糖尿病的会议上,雷文讨论了代谢综合征的新证据。与会的学者和医生们知道证据充分,却颇感无奈,正如一名美国国立卫生研究院的官员说的,"这个诊断不会流行,因为没人能解决它。"他们一贯相信脂肪对心脏不好,吃太多的蛋白质又可能加重肾脏负担,现在雷文居然说碳水化合物也很糟糕。"我们总得吃饭吧?"这位官员说道,"如果三大营养物质都有问题,我们还能吃什么呢?"

　　次年,雷文在美国糖尿病协会的年度会议上发表演说称,已有越来越多的证据支持代谢综合征理论。代谢综合征的关键原因是胰岛素抵抗,而这也是 2 型糖尿病的根本原因。并非所有具有胰岛素抵抗的人都会变成糖尿病,有些人即使有了胰岛素抵抗,也能分泌足量的胰岛素来战胜身体的抵抗反应。循环系统中过多的胰岛素会对全身产生伤害，提升甘油三酯和血压，降低高密度脂蛋白，可能导致心脏病，并进一步提高身体的胰岛素抵抗。这是一个恶性循环：胰岛素太多会导致胰岛素抵抗，而胰岛素抵抗又会促使身体分泌更多胰岛素，长此以往，就可能变成糖尿病和心脏病。肥胖也许也是糖尿病和心脏病的原因，也可能是胰岛素恶性循环的结果。

在数年时间里，随着对代谢综合征的研究不断积累，更多的激素异常反应被发现，它们往往伴随着胰岛素抵抗或肥胖，成为糖尿病和心脏病的先行指标。这些异常包括低密度脂蛋白升高（不是胆固醇，而是胆固醇的搬运工）、尿酸升高（痛风的前兆）和慢性炎症（血液检查中体现为 C 反应蛋白和其他炎症因子的升高）。

代谢综合征的改变之一，是医生们开始用新的词汇来描述病人的心脏病风险。高胆固醇不是诊断代谢综合征的指标之一，低密度脂蛋白也不是（坏胆固醇）。关键的判断标准是甘油三酯高、高密度脂蛋白低、超重、葡萄糖不耐受，还有最重要的——胰岛素抵抗导致的胰岛素分泌过多。所有这些症状都和碳水化合物而非脂肪相关。

那么问题来了：到底是什么导致了胰岛素抵抗？是什么造成了胰岛素的恶性循环？从 20 世纪 60 年代开始，很多学者和医生都认为凶手是肥胖，或者说是过量的脂肪积累。出于同样的原因，他们认为肥胖也导致糖尿病，因为它们之间的关联性太高了。但是这一理论无法解释为何瘦人也会产生胰岛素抵抗（或者说糖尿病），所以他们又把缺乏运动拉进来，和肥胖一起来解释这些案例。最后的逻辑是这样的：吃得多运动少，所以肥胖，因为肥胖，所以产生胰岛素抵抗。这样的解释从来没有经过严格的检验，却因为通俗易懂被广泛接受。

胰岛素抵抗的概念开始被逐渐接受，高胰岛素血症被作为心脏病和糖尿病的先行指标。上述概念再加上升糖指数，之所以兴起，和一件事有关：从 20 世纪 80 年代起，研究糖和其中果糖成分的学者又增加了。这不是因为他们担心糖会有损健康，而是因为很多人将果糖当作糖尿病人的理想甜味剂，正如美国糖尿病协会说的，葡萄糖会立即引起血糖和胰岛素的反应，但是果糖不会。

还有些人的目的正好相反。斯坦福大学雷文实验室的一些学者发现，在小鼠实验中，最容易引发胰岛素抵抗的就是喂它们吃大量的果糖。雷文后来解释道，我们做这个实验，是因为对美国糖尿病协会的建议感到好奇。这些斯坦福的学者们很快发现，他们找到了一个"很好的模型"，可以解释人体出现代谢综合征的过程：高甘油三酯、高胰岛素、胰岛素抵抗，甚至是高尿酸。

有些学者研究糖，是因为对肝脏积累的脂肪感兴趣。第一份将脂肪肝和肥胖联系起来的报告，可上溯至 1950 年。一位名叫塞缪尔·泽尔曼（Samuel Zelman）的医生对病人说，你之所以肥胖，是因为碳水化合物食物吃得太多。（他写道，自己开始研究此事，是因为他的助手每天喝掉 20 瓶或更多的可口可乐，后来成为他的病人。）历史上有据可查的第一份成年人非酒精脂肪肝病例出现在 1980 年，病人在确诊前没有饮酒的嗜好。第一份同样的儿童病例出现在 1984 年。脂肪肝无论是不是酒精性的，症状都一样。

不饮酒患者有一些相同特点，那就是肥胖和高甘油三酯，换句话说，他们有代谢综合征。

如今，1/10 的成年人被认为患有非酒精性脂肪肝，总人数估计在 7500 万人（和代谢综合征的预测人数相同，这也许并非巧合），在一些婴儿身上都可以发现此病。很明显，这已是一种流行性疾病了。有些医生认为它是肥胖引起的，还有些人认为是现代化的饮食和生活方式，导致脂肪在肝脏积累。由于非酒精性脂肪肝和代谢综合征、胰岛素抵抗的关联十分紧密，一种可能的解释是：在肝脏积累的脂肪导致了胰岛素抵抗这一代谢综合征的核心问题。很多当今研究胰岛素抵抗的学者都相信这种解释。但是脂肪为何会集聚在肝脏呢？有些试图解释这个问题的学者将目光转向糖，因为果糖通过肝脏代谢，而且非常容易转化为脂肪。

无法进行的长期实验

从 20 世纪 90 年代起，研究果糖的学者们开始掌握确凿的证据。首先，在动物实验中，喂食足量的纯果糖或白糖（成分为葡萄糖和果糖），动物的肝脏会将大部分的果糖转化成脂肪，准确地讲是饱和脂肪，即一种引发低密度脂蛋白升高，导致心脏病的成分。这一生物化学过程十分清晰，无可反驳。长期多吃果糖，动物产生脂肪肝，这一现象同样会出现在成年人和儿童身上。脂肪的积累伴随着胰岛素抵抗，首先出现在肝脏，随后出现在其他部位，导致代谢综合征（至少从动物实验来看是这样的）。

学者们说，如果提高动物喂食的剂量，让白糖或果糖成分占每日热量供应的 70%，仅仅一周就足以导致脂肪肝。糖在美国人实际饮食中的热量占比约为 20%，如果按这个量喂动物，从开始到出现症状，需要几个月的时间。如果不再喂糖，无论是脂肪肝还是胰岛素抵抗都会消失。在 2011 年的一项研究中，29 只恒河猴除正常进食外，被给予果糖饮料。一年内，所有猴子都出现了胰岛素抵抗和很多其他代谢综合征的症状，有 4 只猴子发展出 2 型糖尿病。

学者们进行了类似的人体实验（程度不重，并未有人发展成糖尿病），只是针对果糖。吕克·塔皮（Luc Tappy）从 20 世纪 80年代中期在瑞士洛桑大学研究果糖，他"对果糖的代谢过程非常着迷，因为它无须胰岛素的参与"。在塔皮进行的人体实验中，实验对象吃下的果糖相当于每天喝 8 ～ 10 罐可乐，在如此高的剂量下，这些人在短短几天内就出现高甘油三酯和胰岛素抵抗的状况。如果将剂量降低，则需要一个月或更久才会有相同的效果。

尽管众多研究将胰岛素抵抗和脂肪肝的原因指向糖与果糖，但这些实验仍然可以被轻易否定，或被认为证据不足，正如沃尔特·格林斯曼和他的同事们在 1986 年撰写 FDA 评审报告时做的那样。啮齿类动物的研究结果不能被用在人类身上。而塔皮做的这种实验，用一些只喝果糖饮料的人比较只喝葡萄糖饮料的人，并非人类真实的饮食方式。因为无论是人还是动物，都不会单独进食纯果糖或纯葡萄糖，就算吃也不会是以液体的方式。我们总是按照一半对一半的比例来吃果糖和葡萄糖，正如白糖和高果糖浆的配方一样。而且无论动物实验还是人体实验，喂食的剂量都很大。啮齿类动物实验的剂量通常超过 60%，而人体实验中白糖的剂量一般相当于每日热量的 30% ~ 40%。更重要的是，这些实验时间较短，持续几个月就算多的了。不能用短短几个月的发展来推演人类在正常情况下经历几年，甚至几十年才患上代谢综合征、肥胖、糖尿病和心脏病的情况。从研究学者的角度说，用短期高剂量的实验方法（实用且成本较低）来证明长期低剂量的情况是一种比较合理的推测，也许是个好方法（我个人赞同）。但这仍然不等于真相就是如此。

制糖业的反驳观点是：在这些研究中，限制糖的举措可以减少胰岛素抵抗和代谢综合征，但这些现象都同时伴随着体重降低。制糖业认为，降低体重的唯一方法还是要靠少吃，因为热量本身是没有区别的。所以如果非要说糖有问题，那就是味道太好，让人欲罢不能，在不知不觉中就吃下太多热量。这种解释还是老调重弹：如果大家能够少吃多运动，就能起到同样的健康效果。

但是如果糖能引起胰岛素抵抗，正如生物化学和动物实验暗示的那样，那它也非常可能导致脂肪积累和肥胖。从饮食中拿掉糖，胰岛素抵抗开始好转，体重降低，这不是因为实验对象吃得少了（也确实可能是少了些），而是胰岛素抵抗的问题被解决了。当然，制糖业是不会从这个方向考虑的。

由于牵涉因素众多，难以辨别，所以这一问题的评审始终认为证据不足（这是 FDA 报告的说法，而农业部和其他政府部门显然没有这么谨慎）。1993 年，就在 FDA 的报告为糖开脱罪名的 7 年

后，《美国临床营养学杂志》用整整一期的篇幅来讲果糖和糖对身
体的影响，一篇接一篇的文章全都在讨论吃糖的潜在危害，并且呼
吁在这个课题上应该有更多研究（这正是制糖业的科学顾问在 20
年前提出的建议），制定出一个吃多少糖才会对身体有害的标准。
正如塔皮和同事埃里克·若盖（Eric Jequier）在他们的研究结论
中写道："在果糖和蔗糖的问题上，我们绝对需要更多研究，来确
定多少糖会让身体的代谢功能发生改变。"

2010 年，塔皮和他的同事乐金安（Kim-Anne Lê）合著了
一份关于糖的报告，重申观点："有必要进行干预研究。"用报告
里的术语说："让原本高果糖饮食的人减少摄入量，这样的案例更
符合研究条件。目前的短期干预研究显示，食用高果糖含量的软饮
料、含糖果汁或烘焙食品，会提高患代谢和心血管疾病的风险。"
简单来说，我们需要实验来告诉我们，多大剂量的糖会对人类产生
伤害，就像动物实验里的老鼠和狒狒那样。这个安全剂量比我们现
有的消费量高吗？已经产生的肥胖、糖尿病和动脉硬化是因为超过
了安全剂量吗？还是说这一切有什么别的原因？

我们不太可能在短期内取得任何决定性进展，这就又一次重
复了本章开头的内容：公共健康需要政策，而科学研究需要过程，
两者之间存在矛盾。糖和高果糖浆不是 FDA 能够监管的"急性毒
药"，它们需要几天甚至几个月才会造成后果。真正的问题是，它
们是否具有慢性毒性，这种毒性年深日久地通过每一餐积累，不是
一两顿饭就看得出来的。这意味着塔皮提到的"干预性的研究"，
通过几年甚至几十年的观察才有意义：随机挑选吃糖量不同的数万

名实验对象，对他们跟踪观察且持续数年（实验样本越大，所需时间越短），然后比较哪一组有更高的患病概率。这样的研究无疑耗资巨大，几乎没有学者相信这种实验能做下来。

随着研究糖和果糖的学者日益增加，担心它们对代谢系统造成伤害的人越来越多，世界范围内关切此事的健康组织也在增加，他们或是帮忙筹款，或是直接出资赞助研究，通过研究人体在摄入糖和果糖长达数年后的结果，弄明白到底吃多少会产生问题。2016年的秋天，一个只有数人的临床实验在美国开始了，剂量不大，持续时间也不长。这一实验有可能揭示出我们几十年来未曾了解的秘密。

所以，如果你要问：高果糖浆或蔗糖是否有可能是胰岛素抵抗和代谢综合征的主要原因，会导致肥胖、糖尿病和心脏病？答案是：当然有可能。自 20 世纪 70 年代就已发现的生物化学机制清晰地说明，糖是头号嫌疑犯。糖的毒性所造成的损伤，经数年积累才最终显现。并非所有吃糖的人都出问题（正如不是每个烟民都得肺癌），但生物学显示，当一个人出现胰岛素抵抗和代谢综合征的症状时，其原因很可能是糖。如果盲目坚持老观点，相信糖是无害的，不考虑糖导致胰岛素抵抗的可能性，放任危害蔓延，发现问题时可能会悔之晚矣。

第10章

因果关系（上）

有时想起来还挺沮丧，虽然有各种检查糖尿病和早期干预的手段，但是我们（印第安人卫生服务署）无法阻止糖尿病在托赫诺奥哈姆族的肆虐，美国其他印第安人部落的情况也是一样的。

——詹姆斯·贾斯蒂斯（James W. Justice），

《沙漠族人的糖尿病史》

（*The History of Diabetes Mellitus*

in the Desert People），1994 年

　　1940 年 2 月，艾略特・乔斯林前往亚利桑那州，进行糖尿病的综合调查。他后来说，国家层面的统计数据显示，各个州的糖尿病致死率差别很大，这一现象引起了他的兴趣，于是开始了这次调查。为什么糖尿病在罗德岛和马萨诸塞州的致死率会比亚利桑那州高三四倍呢，乔斯林不是安乐椅派统计学家，他喜欢实地考察。这次他决定亲自前往亚利桑那州一探究竟，解开隐藏在统计数字中的秘密。全州的政府机构都动员起来，省去繁文缛节，精诚合作。乔斯林不仅得到了州卫生局、医学协会、退伍军人事务部和印第安人卫生服务署的帮助，当地媒体也提前报道了此事。为了支持乔斯林的研究，菲尼克斯病理实验室将检测血糖的费用降到最低。全州的 560 名医师收到航空邮件，要求整理和上报收治的糖尿病案例。

　　6 月，在美国医学会的年会上，乔斯林公布了研究报告。报告收录了来自亚利桑那州的 755 份病例，其中 73 份是生活在保护区的原住民。在统计了当地人口比例和医师比例后，乔斯林总结道，亚利桑那州原住民患糖尿病的比例是 3‰ ～ 4‰，这一数字既不比本州其他种族的人患病比例低，也不比其他州的患病比例低。换句话说，糖尿病在第二次世界大战前期仍是一种罕见病，无论亚利桑那还是其他州，无论是原住民还是白人，情况都差不多。但糖尿病是一种世界性的疾病，没有哪个民族可以幸免。

被疾病淹没的皮马人

　　斗转星移，时代变迁，糖尿病在美国已成星火燎原之势，其发病率从乔斯林前往亚利桑那州时的 3‰ ～ 4‰，发展到现在的 1/7。那么美国原住民的情况如何呢？ 20 世纪 60 年代的报告显示，超过一半的成年原住民患 2 型糖尿病，患病率创世界之最。美国国立卫生研究院和当地印第安人卫生服务署的医生们对此十分惊讶，因为当乔斯林和同事们整理案例时，原住民们还都挺健康的，当时就算是确诊了糖尿病的人也无须住院治疗，症状较轻的有时甚至会被当地医生漏诊。可似乎突然之间，这些原住民就被疾病淹没了，医生和医院也只能尽力提供医疗服务。

搞清楚原住民的问题，对于了解糖尿病在世界范围内的发展至关重要。如果我们相信美国疾病控制预防中心的数据准确无误，那么从 20 世纪 60 年代至今，美国的糖尿病发病率增加了 900%，要如何才能解释这一现象呢？按照 60 年代出现的代谢综合征和胰岛素抵抗理论，这些现象和糖之间存在直接的联系，糖的消费量正是问题所在。

在经历了糖尿病泛滥的美国原住民部落中，亚利桑那州三个族群的故事也许能让我们了解发生的事情，他们是：皮马人，沿基拉河和索尔特河居住，位于亚利桑那州中南部；帕帕戈人（托赫诺奥哈姆族，又称沙漠族人），位于亚利桑那州最南部；纳瓦霍人，位于亚利桑那州的西北部。

皮马人是世界上被研究最多的土著居民之一。20 世纪以前，他们就已被传教士、士兵和医生们所熟知，被认为是富裕和健康的族群，但这种繁盛终结于 19 世纪 60 年代。英国人和墨西哥人来到了这片土地上，他们过度捕杀野生动物，争夺基拉河的资源。基拉河是皮马人赖以生存的河流，他们在此渔猎，用河水灌溉农田。19 世纪 70 年代，皮马人经历了所谓的"饥馑之年"，这种物资的匮乏一直持续到 20 世纪初期。哈佛大学的人类学家弗兰克·拉塞尔（Frank Russell）如此描述这段时期："令人称奇的是，这个部落并未被饥饿、绝望所吞没。"拉塞尔于 1901 年 11 月前往亚利桑那，专门研究皮马人和其文化，他的重要著作于其死后的第 4 年出版。

和很多美国原住民部落一样，皮马人一直保持着贫穷和与世隔绝的生活，如美国国立卫生研究院的学者写的，他们的社会"独立于其地区的经济发展之外"，这种状态一直保持到第二次世界大战。在受到战争影响的 10 年里，共有 2.5 万名原住民参军，4 万人从事和战争相关的职业。皮马人不分男女，都在菲尼克斯附近的工厂里工作。他们和白人社会的融合也就此开始，经历了被人类学家称为"关键的现代化连接"的过程。他们的经济状况在战争期间大幅改善，人均收入增长 250%，但这种情形不能持久。皮马人开始持续地学习西方式的饮食和生活方式，和过去的部落生活渐行渐远。一本 1991 年记录战时原住民生活的书说："保留地里生活着 40 万原住民，他们过着和美国社会不相往来的生活。是战争打开了保留地，不管自愿还是非自愿，都让成千上万的印第安人开始拥抱新的世界。"

第二次世界大战以前，对皮马人和其他原住民的统计数字表明，肥胖和糖尿病的患病人数微乎其微，这些数字来自医院的病例和医生或人类学家偶尔进行的抽样调查，比如弗兰克·拉塞尔和一名从医生转行的人类学家阿莱士·德利卡（Aleš Hrdlička）[⊖]。在20世纪初，他们对皮马人的肥胖大为吃惊，即使如此，皮马人仍然非常贫穷，虽然这些肥胖只出现在部落中的老年成员身上，尤其是妇女。"他们表现出一定程度的肥胖，"拉塞尔写道，"这和人们传统印象中，印第安人高而瘦的形象全然相反。"

皮马人依靠政府的配给和自己的农业维持生计。根据德利卡的说法，他们的饮食结构是"白人给什么，他们就吃什么"。拉塞尔曾说这是些"明显会使人发胖"的食物，却未说明具体内容。德利卡曾给250名皮马儿童称重，男孩和女孩分开归类。他的报告称，按现在的标准，这些孩子都很瘦。1938年，亚利桑那大学的一位人类学家为超过200名在公共事业振兴署应聘的帕帕戈人称量并留下记录，他们并不胖，平均体重是158磅（71.66千克）。在20世纪40年代早期和1949年，针对帕帕戈儿童的两次调查都没有显示出肥胖的迹象，但在这两次调查之间，不论男孩还是女孩，平均体重增长了20磅（9.07千克）。

至于说糖尿病，如果按皮马人在20世纪初的情况看，无论是拉塞尔，还是德利卡都不会觉得有什么特殊之处。20世纪30年代，印第安人卫生服务署的医院在保留地内进行的调查结果和乔斯林的调查结果相符，糖尿病在原住民中仍是一种罕见疾病。印第安人卫生服务署的调查比乔斯林早了6年，它们在统计全州的原住民

⊖ 德利卡后来成为美国国立自然历史博物馆人类体格馆的首任馆长，这是位于华盛顿的史密森学会的下属博物馆。

后，仅发现 11 宗因糖尿病致死的案例。位于纳瓦霍人保护区的圣济纪念医院是一家私立医院，它在 1931 ～ 1936 年仅发现 1 宗糖尿病，迟至 1947 年，在一项针对 2.5 万名住院病人的统计中，发现 16 年里只有 5 宗糖尿病案例。

然而好景不长。到 20 世纪 50 年代早期，糖尿病的流行趋势开始显现。亚利桑那大学的一项调查显示，当地原住民部落的糖尿病致死率比乔斯林在 1940 年调查时高 2 ～ 3 倍。进行这项调查的人类学家也注意到，虽然仍生活在"广泛的贫困"中，皮马人的孩子们也呈现出特别容易发胖的趋势，6 岁以上的儿童多见，11 岁以上的儿童更多。"肥胖不仅仅是孩子们的特点，"他们写道，"显然，所有生活在皮马人保留地的人都有问题，哪怕居住的时间不长也会发生。"在一项针对原住民住院病人的调查显示，两年里发现 94 例皮马人患糖尿病的记录。而乔斯林在 12 年前得到的数据是 21 例。1954 ～ 1955 年，印第安人卫生服务署的医生约翰·帕克（John Parks）和艾莉诺·瓦斯科（Eleanor Waskow）在其所属医院的调查中，发现 283 例皮马人的患病记录，根据他们的估算，每 25 个皮马人中，至少有一名患有明显的糖尿病。

1963 年，糖尿病的流行病趋势和速度已经非常明朗。美国国立卫生研究院的学者、英国风湿病学家彼得·班尼特和传染病流行病学家汤姆·伯奇（Tom Burch）拜访基拉河保留地，目的是研究类风湿性关节炎。他们相信这种疾病在皮马人中十分罕见，因为他们生活在炎热且干燥的环境中。班尼特和伯奇采集了 900 个皮马人的血样，发现 1/3 的血糖达到糖尿病水平。在 30 岁以上的人群中，每两人就有一个患有尚未被诊断的糖尿病，且未接受过治疗。1965年，在他们公布调查结果的几个月后，班尼特和伯奇又被派回去，研究皮马人的糖尿病问题，并定期向美国国立卫生研究院汇报进展。1971年，班尼特、伯奇和同事们确认，即使按最保守的方法计算，皮马人的糖尿病比率也是最高的。他们还注意到，2/3的皮马人男性和超过90%的女性超重或肥胖。印第安人卫生服务署的医生们在调查了帕帕戈人和其他部落的情况后，也得出了几乎相同的报告。

到20世纪80年代中期，不仅仅是皮马人遭受肥胖和糖尿病的困扰，从清晰的文献记载来看，亚利桑那州、犹他州和新墨西哥州地区的纳瓦霍人与其他原住民们也遭遇了同样的问题。对他们而言，糖尿病已成为导致死亡的头号疾病，在亚利桑那州的印第安人卫生服务署医院内，住院病人的数量在十几年间翻了三倍。孩子患肥胖和2型糖尿病的比例逐渐增加，而学者和医生们记录的患者年龄也越来越小。

在这几十年里，印第安人卫生服务署的医生们和美国国立卫生研究院的学者们始终纠结于如何解释他们看到的现象，既然一半皮马人的血糖都达到了糖尿病的水平，为何医院还没人满为患呢？一种解释是，原住民比其他种族可以耐受更高程度的血糖，所以糖尿病在这些人中也显得比较缓和。但这种解释马上就被推翻了，糖尿病的并发症：肾脏疾病、心脏病、高血压、神经损伤、坏疽导致的截肢和失明，这些症状都开始在皮马人身上逐渐显现出来。1983年，美国国立卫生研究院的一位学者前往亚利桑那研究皮马人，对看到"如此糟糕的情况感到震惊"。

唯一可能的解释，正如帕克和瓦斯科在 1961 年首次发表的评估报告中说的（班尼特和伯奇在 10 年后也说过同样的话），我们见证的，是一股糖尿病席卷整个民族的浪潮。亚利桑那的医院之所以没有人满为患，是因为糖尿病的并发症需要较长时间才会显现出来。印第安人卫生服务署的詹姆斯·贾斯蒂斯（James Justice）在审查资料后写道："更加深入的检查后发现，随着患病时间延长，所有常见的并发症都会最终暴露出来。"

糖尿病蔓延的因素

1965 年，班尼特和伯奇永久性地搬去亚利桑那州居住，开始了针对皮马人的糖尿病研究。根据班尼特后来的说法，他们的目的是帮助皮马人走出困境，但与此同时，这也是"研究糖尿病和其并发症的天赐良机"。在后来的 30 年里，他们对糖尿病和肥胖在一个民族的蔓延有了深刻理解。这些改变不仅仅发生在美国原住民的身上，也是一个世界性问题。

导致这一问题的因素有三个。

第一，这些居民在接受了西方文明后，饮食和生活方式都发生了改变，全世界所有的土著居民都经历了这一变化。20 世纪 80 年代，美国国立卫生研究院的学者们在研究这一问题时，遵从 FDA 和他们自己的手册，认为原住民患病的原因是肥胖（正如乔斯林和糖尿病学者在 20 世纪 20 年代的想法），而肥胖是摄入的热量过剩导致的，当然了，尤其是过量的脂肪，再加上西方式的生活方式导致缺乏运动。（实际上很多原住民一直都在从事艰苦的体力劳动。）

糖似乎很可疑，这也是一个世纪以来被反复讨论的内容。据德利卡所说，皮马人从 1906 年就开始食用西方食品了，这些包括糖、精面粉和猪油的食品既可以从集市上购买，也能从政府的配给中获取。当印第安人卫生服务署的医生在 50 年前研究皮马人、帕帕戈人和纳瓦霍人的生活情况时，他们发现原住民们开始采购西方食品，尤其是白糖和糖果，这和三四十年前美国农村地区的情况相似。除此以外，医生们发现原住民开始在每餐的咖啡中放糖，还在两餐之间大量饮用各种软饮料。20 世纪 50 年代末，美国农业部启动了一个消纳过剩食品的计划。詹姆斯·贾斯蒂斯评论说："此计划给保留地的居民们带来了大量的精制面粉、糖和罐装的高糖水果。"1992 年，一位在美国疾病控制预防中心工作的流行病学家写了一篇论文，描述纳瓦霍人和其他原住民爆发糖尿病的情况，他在文中写道："即使现有证据倾向于认为是脂肪，而非碳水化合物导致了肥胖，成年纳瓦霍人消费的含糖汽水也有点儿太多了（超过国民平均值的两倍）"。于是印第安人卫生服务署开始了一项计划，意图降低"肥胖和含糖汽水的消费量"。

对美国原住民来说，导致肥胖和糖尿病的第二个显著因素是人均糖消费量的增加，尤其是含糖饮料导致的胰岛素抵抗。他们吃糖太多，超过了身体可以耐受的限值（这种限值因人而异，有人多些，有人少些），发展出代谢综合征和肥胖，最终形成糖尿病。孩子们吃的糖越多（早餐麦片、糖果、冰激凌、果汁和汽水），就越可能在年轻时患病。正如南非糖尿病学者乔治·坎贝尔在 20 世纪 60 年代说的，这种疾病需要一定的时间才能表现出来，就像吸烟和肺癌的关系一样。假设过量吃糖的后果要在 20 年后才能显现，那么刚吃了 10 年糖的成年人，即使暂时没有症状，也不该沾沾自喜。

第三，基因的影响肯定也是存在的。如果父母都肥胖或有糖尿病，孩子也会受影响。这不单单是因为家庭形成的饮食习惯，或是父母对孩子吃糖的控制，这种影响是存在于基因中的。在当前的生活方式下，有些人的基因更容易变胖，或是更容易在幼年变胖和患糖尿病。遗传学家会说，在目前这个糖分充足的生活环境中，有些人的基因更容易受到影响，这也是为何我们要将基因分类，以表明有些人在年轻时容易受影响，而有些人不容易受影响。

研究皮马人和其他原住民的学者们猜测，是基因的原因，让他们在接受了现代化的西式生活方式和饮食后，变得容易肥胖和患糖尿病。也许这么想是对的，但我们知道，哪怕是基因完全不同的种族，在生活和饮食被西化以后，都会受到肥胖和糖尿病的影响。如此一来，另一个理论也许能解释得更好，这是彼得·克里夫在 20 世纪 60 年代提出的猜想：对所有土著人来说，对 20 世纪含糖食品的适应时间越短，受到的影响就越大。他们没有足够的时间用一代代的繁衍来逐渐适应糖的慢慢增加（婴儿的天生缺陷或因病早亡），让整个民族一起慢慢地适应环境。在胰岛素被发明前，已患糖尿病的女性有一半在怀孕前或怀孕不久后死亡。乔斯林将糖尿病合并妊娠的预后描述为"非常恐怖"，因为只有勉强过半的胎儿能够存活。20 世纪 40 年代，即使在波士顿的乔斯林诊所里，使用胰岛素的情况下，糖尿病合并妊娠的预后也几乎没有改善。

亚利桑那的医生和学者们刚开始研究皮马人的糖尿病情况时，他们认为如果糖尿病母亲的孩子能在分娩后存活，"以后就安全了"。大卫·佩蒂特（David Pettitt）就是这么说的，他曾在印第安人卫生服务署当儿科医生，后来去了美国国立卫生研究院。可惜这只是他的一厢情愿，这些孩子一点也不安全，这正是并发症的可怕之处。如果我们不对糖加以控制，这将是另一个需要用墓碑铭记的教训。

从 1965 年起，随着班尼特和伯奇到达亚利桑那，美国国立卫生研究院进行了一系列的关于糖尿病的研究：5 岁以上的皮马孩子每两年接受一次检查直到成年，所有皮马人的新生儿也都会加入这一计划。美国国立卫生研究院想要记录糖尿病在皮马人中的情况，以及对他们后代产生的影响。

1983 年，美国国立卫生研究院的学者们汇报，在这些被观察的对象中，如果母亲在生育前患糖尿病，超过半数的孩子在青少年时期会出现肥胖症状。如果是母亲在生育后患病，孩子患肥胖的比例只有前者的一半。如果母亲身体健康，始终没有糖尿病，孩子患肥胖的比例只有第一种情况的 1/3。1988 年，被观察的孩子们离成年还有 5 年，美国国立卫生研究院的学者们报告说，如果母亲在生育前患糖尿病，她们的孩子虽然才 20 多岁，但有 45% 也会患糖尿病。如果母亲在生育后患糖尿病，孩子患糖尿病的比率只有前者的 1/5（8.6% 的患病概率）。如果母亲身体健康，始终没有糖尿病，那么孩子患糖尿病的比例只有第一种情况的 1/30（1.4% 的患病概率）。

显然，这是基因的影响。根据美国国立卫生研究院的报告，如果父亲有糖尿病，也会增加孩子在早期患肥胖和糖尿病的风险。但母亲的影响比父亲大得多。这就说明，高血糖、胰岛素抵抗、葡萄糖不耐受和相关产生的代谢综合征，如果这些症状发生在孕期，会通过母亲的子宫传递给孩子。

如今，这一概念被称为代谢印记，子宫内的环境会对胎儿的发育造成影响。所以，怀孕母亲的症状会让新生儿在离开子宫后，对外面的世界产生不同的反应。说得详细点，胎儿在子宫中发育时，会接受来自母亲的营养。比如说葡萄糖，就会按照母亲循环系统中的比例，通过胎盘传输给胎儿。母亲的血糖越高，传给胎儿的葡萄糖就越多，胎儿的胰腺也会随之反应，产生过量的胰岛素分泌细胞。"婴儿并不会得糖尿病，"博伊德·梅茨格（Boyd Metzger）说道，他在西北大学研究糖尿病和怀孕。"但是婴儿胰腺中负责生产胰岛素的细胞会受到刺激，反应过度，长得更大、更多，导致胎儿积累更多的脂肪。这也是为什么糖尿病母亲一般会产下较胖的婴儿"。

20 世纪 20 年代，丹麦小儿科医生豪尔赫·彼泽森（Jorge Pedersen）在他的博士论文中首次描述了这一现象。他的文章在几十年中被不断引用，用于解释糖尿病或肥胖的母亲更易产下体型很大的婴儿。美国国立卫生研究院对皮马人的研究证明，孕妇的高血糖将对胎儿未来的一生造成影响。在孕期被发现葡萄糖不耐受症状的女性，和正常情况相比，产下的胎儿体型偏大、偏胖。这些孩子在成年后也更容易患肥胖和糖尿病。这一结论不仅适用于糖尿病合并妊娠和在怀孕期间才有糖尿病症状的孕妇（孕期糖尿病），也包括肥胖或孕期体重增加很多的女性。所有上述情况的女性，血糖比其他保持苗条和健康状态的女性高，甘油三酯也更高。这就解释了一个被充分记录的现象：如果妈妈肥胖，孩子也更可能在童年患肥胖，在成年后更容易患肥胖和代谢综合征。

这就表示，有胰岛素抵抗、肥胖或糖尿病的母亲，会产下更容易患胰岛素抵抗、肥胖或糖尿病的孩子。等到孩子长大成人，再生育下一代时，问题就变得更糟，"形成恶性循环"。该专业的学者们经常在文献里做如此描述。这就可以解释为何美国原住民在一两代人的时间里，肥胖和糖尿病呈现爆发流行的趋势，以及为何所有的干预措施都失败了。每一代孩子都变得更易肥胖和患糖尿病，等他们长大，变得肥胖并患糖尿病，又继续生儿育女。"这是糖尿病的子宫环境造成的恶性循环，"美国国立卫生研究院在 2000 年对皮马人的研究中写道，这正是皮马人在第二次世界大战后大量患病的原因，"也可能是糖尿病在其他地区和种族增长的原因之一"。其他学者也发表过类似观点，认为这种恶性循环对世界范围的糖尿病增长负有责任。

那么问题来了：无论是皮马人，还是其他原住民，这些地区和种族，到底是什么因素导致了持续几代人的胰岛素抵抗、代谢综合征、糖尿病和肥胖，并且稳定增长，持续半个世纪或更久？

如前面所讲，那些持传统思想的人对不断出现的证据毫不理会，不惜一切地为糖开脱。这些事件都说明，即使不是主要因素，糖也是导致胰岛素抵抗的问题之一。由于肥胖和 2 型糖尿病密切相关，诸如美国糖尿病协会这样的权威公共卫生机构认为，避免糖尿病的关键在于保持苗条的身材和"吃健康的食物"，如糖尿病专家弗雷德里克·艾伦（Frederick Allen）在一个世纪前写的，这就意味着"总体上，医学领域并不支持，甚至反对糖和糖尿病之间存在因果联系"，但在临床实践上又反对吃糖。美国糖尿病协会认为糖导致 2 型糖尿病的说法是不确定的，因为"糖尿病受基因的影响，并且我们的生活方式也容易导致肥胖。"于是它建议，为了避免糖尿病，应该避免饮用含糖饮料，还说"这么做可以省钱"。协会认为脂肪肝很有可能导致肥胖、胰岛素抵抗和糖尿病，但又忽视从 20 世纪 80 年代以来不断积累的，显示糖会导致脂肪肝的证据。

如果像证据所说，糖导致了胰岛素抵抗。先不管限值是多少，一旦人们消费的糖足够多，一旦女性开始出现代谢综合征、肥胖、胰岛素抵抗和葡萄糖不耐受并进入孕期，那么糖尿病的爆发流行就无法挽回了。这种流行的发展可能很快，像原住民那样，在几十年的时间里，接受了 20 世纪的西式生活，变成高糖饮食；这种发展也可能慢一些，但无论怎样，该来的总归要来。美国国立卫生研究院的学者们在 1988 年讨论皮马人的问题时写道："以后的情况尚未可知，但这一问题也许无法逆转，这种恶性循环不知能否被打破。"当然，治疗孕妇的糖尿病和高血糖是一种解决方案，但知易行难。相比之下，认识到导致胰岛素抵抗的原因和糖的潜在危害，才是更为重要的。

第11章

因果关系（下）

暂定的西方化疾病列表。

代谢和心血管疾病：原发性高血压、肥胖、2型糖尿病、胆固醇类结石、脑血管疾病、周围性血管疾病、冠心病、静脉曲张、深静脉血栓和肺栓塞。

肠道：便秘、阑尾炎、结肠憩室、痔疮、大肠息肉和大肠癌。

其他疾病：龋齿、肾结石、高尿酸血症和痛风、甲状腺中毒、恶性贫血、脊髓亚急性联合变性，还有其他种类的癌症，如乳腺癌和肺癌。

> ——休奇·特罗威尔（Hugh Trowell）和
> 丹尼斯·伯基特（Denis Burkitt），
> 《西方化疾病的发生和防治》(Western Diseases: Their
> Emergence and Prevention)，1981

1981 年，休奇·特罗威尔和丹尼斯·伯基特发表了他们定义的西方化疾病的清单，从那时起，这个概念几乎没有产生过争议。西方化疾病都是些慢性疾病，不具传染性，与西方式的生活方式和饮食相关，通常出现在欧洲和美国的大城市里，在原住民和不受现代化影响的地区相对少见。除了乳腺癌和肠癌以外，这份清单上的其他疾病既不是工业化带来的化工污染导致的，也不是纯粹的运气不佳而致，而是源于我们现代化的食物和生活模式。

特罗威尔和伯基特两人起先都是传教士兼医师的身份。特罗威尔曾在肯尼亚和乌干达的医院与医学院里干了 30 年的医生和教师。1960 年，他在退休一年后，出版了名为《非洲的非传染性疾病》（ Non-Infectious Diseases in Africa ）一书，首次记载了这片大陆上的人们遭受的苦难。伯基特在乌干达工作了 18 年，这段历练让他成为日后被《华盛顿邮报》盛赞的"世界上最厉害的诊断医师之一"。他在流行病学方面进行研究，成功地辨别出了历史上第一个由病毒导致癌症的案例；一项致命的恶性肿瘤疾病以他的名字命名——伯基特淋巴瘤。

基于世界范围的住院病人资料和已有的学术资料，伯基特和特罗威尔又听取了来自 5 个大洲共 34 名医生与学者的建议后，合著了《西方化疾病的发生和防治》一书，并称之为"暂定的疾病列表"。他们知道，这种先锋性的研究一定还有疏漏，以后恐怕还有别的疾病被加入列表，比如肠易激综合征、溃疡性结肠炎、克罗恩病和一些自体免疫性疾病，只是当时的证据不足而已。和 20 世纪50 年代彼得·克里夫和乔治·坎贝尔的"甜蜜疾病"列表相比，西方化疾病列表得到进一步扩充。"甜蜜疾病"列表将矛头指向糖和精制谷物（伯基特和特罗威尔称，克里夫的著作为他们的研究指明了方向），这一概念在 1963 年被尤德金引用，用于支持他发明的"文明的疾病"概念，并在当时成为流传更广的说法。

但特罗威尔和伯基特则更倾向于将这些慢性病称为"西方化疾病"，他们说："我们在向非洲或亚洲学生授课时，说他们的人民患病率低是因为不开化，这是很不礼貌的。"最终，"西方化疾病"的称呼流传至今，其列表上的疾病也在 20 世纪愈加流行，很多疾病和肥胖以及 2 型糖尿病联系紧密。

我们可以将伯基特和特罗威尔在 1981 年的"暂时性列表"看作一次针对当时大英帝国医疗状况的总结。这是拥有众多殖民地的好处之一，因为宗主国的关系，英国的医生们可以在全世界工作，"不同的地域，生活条件完全不同"，殖民地大臣约瑟夫·张伯伦在 1903 年成立英国癌症研究基金会时如此说。正是在这样的情况下，医生们可以收集、整理和比较世界各地的病例，也才会有像伯基特和特罗威尔这样的医生，在英国本土的医学院接受教育，通过传教将医学带到帝国遥远的彼端。他们可以比较英国人和土著人的疾病状况，掌握第一手研究资料，发现模式和发病机理的差异。1965 年成立国际癌症研究所的约翰·希金斯（John Higginson）也是一名拥有如此条件的医生，他讲述了自己对土著人的观察，看这些土著人是如何适应西方式的饮食和城市生活的。

当特罗威尔于 1929 年到达肯尼亚时，当地已经形成了专业的医疗合作组织——《东非医学杂志》（*East African Medical Journal*）团队，该组织成立于 1923 年，拥有超过 100 名的医生。和特罗威尔一样，他们都是在欧洲接受教育的合格医生，职责是照顾数千名迁来此地不久的英国定居者，以及 300 万不知道在此生活了多少代的本地非洲人。"这样的情况前所未有，"特罗威尔写道，"可能将来也不会再现：20 世纪 20 年代，在如此多医生的见证下，300 万肯尼亚居民，男人、女人和孩子从部落生活转变成快速接受西方文明，开始现代化的生活。"

特罗威尔和他的同事们在肯尼亚与乌干达的经历，与乔治·坎贝尔在南非的发现相比，情况相同，只是人群不一样。印第安人卫生服务署的医生在亚利桑那州，甚至是全美都观察到土著人群中出现了糖尿病，这是个全世界范围的问题。

特罗威尔刚到肯尼亚时写道，看不到高血压和糖尿病的踪影。尽管当地人的饮食包含较高的脂肪，也没有食品短缺，但是他们都瘦得像"古埃及人"。⊖可到了 20 世纪 50 年代，肥胖的非洲人在镇子上和城里随处可见。1956 年，特罗威尔做出了第一例冠心病诊断，病人是一位在英国生活了（吃着英国食物）20 年的高等法院的黑人法官。到 60 年代，黑人中的高血压数量已向西方世界的其他种族看齐。当特罗威尔 1970 年返回东非时，"镇子上满是胖

⊖　根据特罗威尔的说法，英国政府在第二次世界大战期间派遣了一支由营养学家组成的小队前往该地区进行研究，他们想知道为何在此处招募的非洲士兵无法有效增重，以满足入伍条件。"对他们的消化系统拍了几百次的 X 光片，"特罗威尔写道，"所有人都知道如何喂肥一只鸡，却没人能搞明白如何让非洲人增重。这个谜一直未解。"

子，每个城市都有大型糖尿病专科诊所，高血压和糖尿病不仅同时出现，而且共同增长"。

克里夫、坎贝尔和尤德金等人曾经历的事情，现在轮到伯基特和特罗威尔了。全世界成百上千的医生都看到了这种在英国医学文献中不断重复的致病模式。只要一个种族开始了西方化和现代化，慢性病就如影随形，或快或慢，先是牙周疾病（龋齿）、痛风、肥胖、糖尿病和高血压单独出现，后来所有这些疾病一起冒出来。

对不同民族而言，生活条件和情况有别，这些疾病演化的细节和特点也不尽相同。为了了解到底发生了什么，我们也许要从进化生物学的角度看看。"对一个族群来说，疾病的产生和发展总是能反映其遗传库经历的环境。"伯基特和特罗威尔在《西方化疾病》的序言中说道。基因在种族层面上存在差异，即使种族相同，个体也有差异，但区别较小。由于这种区别，环境对一代人，甚至是几代人的基因影响都会不同。这就意味着，西方化对不同种族的影响虽然有区别，但模式相同。"在相对稳定的族群中，"伯基特写道，"因为需要长期的进化，基因库的变化非常缓慢。相比之下，如果环境因素变化很快，那么它造成疾病的模式就很快。"

伯基特认为，如果一系列疾病在族群中同时出现，它们很可能有相同的病因，这种假说很好理解。1975年，伯基特在他与特罗威尔合著的《西方化疾病》一书中讨论这些疾病的起因时指出，一种环境的改变，可能造成一系列疾病。其具体情况取决于受影响的时间长短。个体受影响越久，就会产生越多的疾病。

伯基特举的一个例子是吸烟。最开始的表征是手指变黄（以前的香烟没有过滤嘴，更加明显），然后是支气管炎，最终是肺癌。如果伯基特有先见之明，他还会加上肺气肿和心脏病。病人会产生多少疾病，取决于吸了多久和吸了多少，以及天生的致病倾向有多少。有些人生来幸运，基因不易受吸烟的影响，即使吸了一辈子，除了手指发黄以外，什么反应也没有。有些人会得支气管炎，有些人则会得支气管炎加肺癌。不是所有人都会把吸烟导致的疾病全得一遍。但是从大范围的调查看，吸烟导致的疾病都会显现出来，而这些疾病的根源也正是吸烟。只有将吸烟的族群和不吸烟的族群做比较，或者在相同族群中比较吸烟者和非吸烟者，研究者们才能认清这种疾病的模式和因果关系。

梅毒是另一个例子。"在人们发现梅毒的螺旋体结构以前，"伯基特写道，"染病的个体所表现出的一些症状指向了共同的病因：腭部穿孔，骨膜下方的骨沉积，早期的特征性皮疹和阴茎疼痛。这些症状都能在个体患者中出现。"如果人们对梅毒不加治疗，最终会导致痴呆、失聪、心脏病和神经损伤，而这些都是由单一的病因导致的。"如果这些病症是逐渐出现的，"伯基特继续写道，"根据接触病因的时间长短，疾病可被划分为'早期''中期'和'晚期'三个阶段。"

在伯基特和特罗威尔写下的、由西方生活方式导致的疾病列表中，阑尾炎和龋齿这类多数出现在童年，所以即使是不长寿的种族也能观察到，它们也是西方化后能被最早观察到的疾病，并且分析病因也较容易。肥胖、糖尿病、痛风、高血压和其他一些病往往要

等人到中年才会显现，癌症和心脏病则需要 50 年或更长的时间才
出现。与此同时，为土著居民提供医疗服务的传教士或殖民地的医
生们往往并不高寿，这就产生了一个问题：土著居民中活到患癌的
人不多，而有幸治疗这些癌症病人的医生就更少。

克里夫把这些疾病叫英国人病。他认为龋齿是一系列西方化疾
病的最好线索。龋齿出现在幼年，克里夫说，它就像报信的金丝
雀，预示着生命中将会出现更多的西方化疾病。克里夫认为，既然
蛀牙是由精制谷物或糖导致的，难道这不就能说明它们也会导致其
他的西方化疾病吗？他写道："我们已经知道，精制碳水化合物会
损害牙齿，但这仅仅是个开始，如果说它们在被消化的过程中同样
会损害下游消化系统和器官，也就没什么大惊小怪的了。"

1975 年，伯基特和特罗威尔在出版关于西方化疾病的第一本
著作时，也是这么想的。他们的解释是，现代的精制食物缺乏纤维
素，而这是问题的关键。在制糖和精制谷物的过程中，纤维被去除
了，这会导致便秘。便秘也是西方化疾病列表中早期反应的一种。
而治疗的方法之一，就是在饮食中添加纤维。

单因素还是多因素？

1981 年，当伯基特和特罗威尔出版《西方化疾病》时，他们
的观念更加保守。20 世纪 70 年代的营养学者总是固执地认为饱
和脂肪会导致心脏病，而盐分导致了高血压。伯基特和特罗威尔则
比他们的同辈们稍胜一筹，没有对这些粗糙的论点如此执着。

这一观点是否公正呢？无论对个人还是族群，西方化的饮食和生活方式导致的一系列慢性疾病可以用一种简单的饮食因素，比如糖来解释吗？还是有更多因素？艾萨克·牛顿引用奥卡姆剃刀原理时说，"解释自然现象的正确原因，一个就够了"，这是牛顿所著《原理》（*Principia*）的第一定律。所以我们在解释西方化的生活和饮食导致慢性病的过程中，真有必要考虑那么多的因素吗？还是说一个因素就够了，比如糖。

我们也可以这么想：传统思想认为，肥胖和糖尿病、心脏病和痛风等疾病是密不可分的。或者干脆说，就是肥胖，是身体储存的多余脂肪导致了这些疾病。除此以外，高血压也脱不开干系，这些疾病的患者往往会血压升高。这就暗示了糖尿病、心脏病和痛风可能是由同一种饮食或生活方式导致的。我们曾有过这种猜测，20世纪 80 年代后却不再这么想了。

在西方化后，这三种疾病同时出现的最佳案例是针对南太平洋岛国的族群研究，比如托克劳人，他们有世界最高的单一国家糖尿病患病率（并不是单一民族，比如皮马人）。根据 2014 年的数据，几乎 38% 的托克劳人被确诊糖尿病，2/3 的托克劳人肥胖。

在一份营养学研究的年报上，我们能够从流行病学的视角看到西方化是如何以前所未有的速度改变人们的生活的。托克劳是新西兰的属国，其领土包含三个岛礁。20 世纪 60 年代，托克劳的岛上人口近 2000 人，新西兰政府发起一项自愿移民政策，帮助岛上居民迁至大陆。1968 年，由惠灵顿医学院的伊恩·普莱尔（Ian

Prior）所领导的流行病学小组发起了一项针对托克劳移民的研究（Tokelau Island Migrant Study，TIMS），目的是记录移民的饮食和健康状况，研究他们接受西方化和城市生活后的变化，并和仍然留在岛上的居民相比较。

在 20 世纪 60 年代中期，当 TIMS 项目启动之时，托克劳人的食物是椰子、鱼、猪（吃椰子和鱼）、鸡、一种叫面包果的淀粉质瓜果和一种名为普拉卡的淀粉质根茎植物。这种食物结构的脂肪含量很高，在全世界来说也名列前茅，脂肪提供能量的比例在50% 以上，以椰肉中的饱和脂肪为主。1968 年，通过偶尔到来的贸易船只，岛民们已开始食用糖和精制面粉，但以西方生活的标准来看，数量很少，只占能量消耗的 2%，换算成年人均消耗量，大概不到 8 磅（3.62 千克）。托克劳人此时的病例记录只是些水痘、麻疹，偶尔有麻风、皮肤病、哮喘和少量的痛风。3% 的男性和约 9% 的成年女性患有糖尿病。

由于经济和贸易的发展，20 世纪 70 年代后期，岛民们的饮食模式逐渐开始向西方靠拢。1982 年，根据 TIMS 的报告，椰子的消费量开始降低。糖的年人均消费量提高到 54 磅（24.49 千克），精制面粉的年人均消费量从 12 磅（5.44 千克）跃升至 70磅（31.75 千克）。酒精消费也在提升，香烟开始流行。罐头肉和冷冻食品开始登陆海岛，但和日常消费的鱼肉相比，还不值一提。

对于移民至大陆的托克劳人而言，饮食和生活方式的改变更加突然，也更富戏剧性。面包和土豆替代了传统的面包果，肉替代了鱼，椰子则几乎不被食用。糖的消费量急速攀升，劳动量也同步增加，男人们不是进入工厂就是去修铁路，女人们则进入电子装配厂或服装厂，或者在办公楼里当清洁工，为了通勤每天步行几英里。

调查发现，在引入西方式饮食后，两个群体都呈现出相似的慢性病爆发模式。20 世纪 60 年代末至 80 年代初，糖尿病患者急速增加，移民群体尤甚。到 1982 年，几乎 20% 的移民女性和 11% 的移民男性患上糖尿病。高血压、心脏病和痛风的数量也显著增加，特别是在移民中（移民的痛风发病率是岛民的 9 倍）。不出意外，无论男女，肥胖的比例都有所增加，人均增重 20 ～ 30 磅（9.07 ～ 13.61 千克），孩子们也不例外。

应该怪谁？托克劳人的经历说明，西方化会非常显著地改变生活方式和饮食习惯，而随后出现的疾病也说明了其中的因果联系。记录显示，向托克劳的食物和饮料运输愈加频繁（在 2008 ～ 2012 年）。从船运公司的清单上看，巨量的大米、糖、面粉、酒精、啤酒、软饮料和香烟被运往海岛，还有很多现代化食品、肉类、冰激凌、黄油，甚至是外地产的水果和蔬菜。它们都有可能对西方化疾病负责。

20 世纪 60 ～ 70 年代，美国营养学研究机构认为，虽然很多病症相互关联，但每一种西方化疾病都各自对应不同的不良饮食或生活方式。伊恩·普莱尔和同事们曾想用一种包含诸多变量的公式来计算患病风险，但由于移民和岛民的患病率差别太大，只好作罢。

移民们的体力劳动明显高于岛民，但即便如此，移民的体重增加多于岛民，心脏病的发病率也更高，而他们饮食中的饱和脂肪却比岛民低得多。普莱尔和同事们指出，移民中的超重（吃得太多）问题，至少应该为高血压、痛风、糖尿病和心脏病负部分责任。移民们吃的盐更多，这可以解释高血压；因为环境的改变，移民比岛民吃的红肉更多，这可以解释痛风；至于哮喘的增加，那当然是因为新西兰大陆上存在海岛上没有的过敏源。

所有猜测都合乎情理，直到现在我们差不多还是这么想的。本书的主角既然是糖，自然也非空穴来风。伯基特的分析是对的，就像奥卡姆剃刀法则说的，即使这个假说不一定对，但越简单的假说越有成功的可能。如果罪犯的行为导致了一系列的后果，他可能只是开了个头，而无须为所有事件负全责。同样地，糖也许只是开个头。但和多因素致病的理论相比，这个假说的成功性更高。由于前面说过的原因，学者无法通过观察和实验确切证明某种饮食会导致一系列的慢性病。那么我们能做的，就是找出最有可能的因素。

回顾西方化疾病

糖之所以脱颖而出，成为我们最大的怀疑对象（这也是普莱尔和他的同事们想要弄明白的事情），是因为它和代谢综合征以及胰岛素抵抗的关系。人们本以为，肥胖、糖尿病和心脏病是一种固定的模式：吃太多导致肥胖，肥胖导致糖尿病，肥胖加糖尿病一起导

致心脏病，当然还要加上饮食里的饱和脂肪。这种想法从 20 世纪
70 年代出现了转变，我们现在认为，代谢综合征才是肥胖、心脏
病和糖尿病这三种疾病的核心问题。实际上，在伯基特和特罗威尔
关于西方化疾病的清单上，这些慢性病也都和肥胖、糖尿病相关，
所以胰岛素抵抗和代谢综合征就成为这些疾病的先行指标。如果说
糖导致胰岛素抵抗和代谢综合征，那么其他慢性病也都和糖脱不了
干系。这就是为什么说所有食品中最先被怀疑的就是糖。

在过去的 50 年里，通过托克劳的案例，营养学家和心脏病学
者认为，高盐饮食会导致慢性高血压，而由饮食问题引起的高血压
是诊断代谢综合征的 5 个关键信号之一。换句话说，血压高是胰岛
素抵抗和代谢综合征的先兆，说明你可能存在超重，甘油三酯高，
以及葡萄糖不耐受和高密度脂蛋白过低的问题。这一切都有关联，
可以由同样的因素导致。按照奥卡姆剃刀法则和伯基特的逻辑，如
果糖会导致胰岛素抵抗和甘油三酯升高，让我们变胖，那么它也很
可能正是高血压的原因所在——即使不是直接造成的，而是由胰岛
素抵抗和超重问题导致的。

于是我们假设的因果关系是这样的：所有的西方化疾病、肥
胖、糖尿病、胰岛素抵抗和代谢综合征，都是有联系的。而最有可
能导致胰岛素抵抗和代谢综合征的饮食因素就是糖，尤其是蔗糖和
高果糖浆这种葡萄糖和果糖各占一半的产品。所以很有可能的结论
是，是糖导致了所有西方化疾病和我们将要讨论的癌症与阿尔茨海
默症。如果我们的饮食中没有糖，所有这些疾病都会比现在的情况
好得多，在有些情况下甚至完全消失。

我想回顾一遍主要的西方化疾病，逐个讨论糖对其负责的可能性。前面已经说过的肥胖和糖尿病比较直接，心脏病稍显曲折，因为涉及胰岛素抵抗和代谢综合征的概念。我会先从痛风讲起，然后是高血压，最后是癌症和阿尔茨海默症（老年痴呆），20世纪七八十年代，这种可怕的疾病甚至不曾出现在伯基特和特洛威尔的清单上。

痛风

痛风的情况颇为有趣，因为它是一种古老疾病。从保留至今的一些骷髅上可以看到患病的痕迹，比如有7000年历史的埃及木乃伊。尽管如此，痛风也仍然是一种无可争辩的、由现代生活方式导致的慢性病，比如过度进食。痛风的媒体关注度不太高，但其流行趋势已是前所未有的。最近的调查显示，美国20岁以上的人群中，将近6%的男性和2%的女性受痛风困扰。年龄越大，发病比例越高。70岁以上的人群患病率超过9%，80岁以上12%——几乎每8个人里就有1个人患病。从20世纪60年代到90年代，痛风的患病率翻了一倍，并且持续稳定增长，与肥胖和糖尿病的情况相同。

从19世纪中期，我们开始了解痛风的病理学机制。英国医生阿尔弗莱德·加洛德（Alfred Garrod）发现了名为尿酸的致病物质。尿酸存在于血液中，当它的浓度高到一定程度，就会开始结晶，凝结成针状固体。这种结晶容易积存在四肢末端的关节中，比如大脚趾，并导致炎症、肿胀和剧烈疼痛。这种疼痛相当厉害，18世纪的享乐主义者悉尼·史密斯曾生动地描述道："就像有人踩在我的眼球上。"

既然是尿酸导致，问题就变成了：尿酸从哪里来，为何这么多？尿酸是人体分解嘌呤的产物，嘌呤好像一种框架，用于连接氨基酸，其主要来源是肉类。于是在超过一个世纪的时间里，我们认为吃肉会使嘌呤升高，嘌呤提升尿酸，尿酸过量导致痛风，所以一切的问题在于吃肉过量。但别忘了，这只是个假说，而且是很难被实验证明的那种。哈佛大学的医生弗里德里希·克莱姆佩勒（Friedrich Klemperer）和沃尔特·鲍尔（Walter Bauer）曾在 1947 年的教科书中说："十分可惜的是，这一广泛流传的理论从未被证实过，既没有充分的实验，也没有翔实的统计学数据。"

在这个假说的指导下，病患们接受了近乎纯素的饮食，但治疗效果相当有限，也就是和典型的美式饮食相比，在降低高尿酸方面几乎没有用，同时也没有证据显示素食可以降低痛风急性发作的概率和影响。为什么医生不再开出无嘌呤饮食的医嘱呢？生物化学家和医生欧文·福克斯（Irving Fox）在 1984 年写道："因为这种做法不管用，而且对降低尿酸水平收效甚微。"不仅如此，素食者中患痛风的比例显著高于普通人群。鲍尔和克莱姆佩勒注意到，一份印度的统计文件显示，"在素食为主且滴酒不沾的人群中"，痛风的患病率在 7%；相比之下，吃更多红肉的人毫无疑问摄入了更多嘌呤，可是他们血液中的尿酸浓度更低。这就说明，即使嘌呤的代谢过程是确定的，肉食导致痛风的假说也十分可疑。

如果肉食不是病因（还有那些根本不喝酒的人，说明不能将酒精当作痛风的充分条件），什么才是？

　　第一个线索是痛风和整个西方化疾病的关联，也是高尿酸和胰岛素抵抗以及代谢综合征之间的关联。在过去的一个世纪里，痛风呈现出和西方化疾病十分相似的模式，无论是按年代划分还是按地理位置划分。以传统饮食为主的族群几乎没有痛风的病例。特罗威尔在 1947 年的报告中说，当地的痛风病例非常罕见，在他到达此处的 17 年中，在本土非洲人中从未见过此病，也没发现过任何文字记录。后来，特罗威尔在卢旺达的土著人中发现了一例痛风，还专门为此事在《东非医学杂志》上发文。直到 20 世纪 60 年代，根据肯尼亚和乌干达的医院记录显示，当地人的痛风发病率低于 1/1000。70 年代末，随着西方化和城镇化的到来，非洲人的尿酸水平也同步提高。南太平洋岛屿上的高尿酸血症和痛风的发病率急剧提升。1975 年，新西兰风湿病学家 B. S. 罗斯（伊恩·普莱尔的同事）将南太平洋岛的情形描述为"痛风病的大家族"。

　　从希波克拉底时期起，痛风就和肥胖联系在一起，人们认为高尚的生活和过量的饮食导致了这种病痛。患痛风的人也同时更易患动脉硬化和高血压，他们常见的死因是中风和冠心病。糖尿病也经常和痛风有关联。1951 年，哈佛学者报道说尿酸水平和体重呈正相关，而有心脏病问题的患者比正常人患高尿酸的概率高四倍。这一发现引出了 20 世纪 60 年代的一系列研究，临床研究人员首次将高尿酸血症和葡萄糖不耐受、高甘油三酯联系了起来，此后，关联链条上又加入了高胰岛素水平和胰岛素抵抗。90 年代，斯坦福大学的杰拉德·雷文发表报告，说胰岛素抵抗和高胰岛素血症会降低肾脏对尿酸的代谢，从而提高血液中的尿酸浓度。雷文写道："看来，胰岛素对尿酸的影响是通过肾脏进行的。"所以患者的胰岛素抵抗情况越严重，血液的尿酸浓度就越高。

糖或果糖对痛风的影响是双重的。

首先，间接证据：并非只有与世隔绝的种族在西方化的过程中出现痛风，欧洲和美洲的居民也同样如此。痛风的产生和壮大与糖的流行是同步出现的。直到 17 世纪晚期，痛风都仅仅在英国的贵族、富裕阶层和接受教育的人群中出现——这些人往往能够负担自己骄纵的食欲和对酒精的嗜好。18 世纪，痛风开始在英国的所有社会阶层蔓延，历史学家将这段时期称为"痛风之潮"，而这与英国制糖业诞生和发展的时间高度重合。（再一次借用明茨的话，此时的英国，糖"从国王的珍宝变成平民的奢侈"。）⊖

第二个证据就直观多了：糖中的果糖成分会增加血液中的尿酸水平。芬兰学者在 20 世纪 60 年代首次发现，身体摄入果糖后，尿酸会急剧增加，他们将这个过程称为"果糖导致的高尿酸血症"。80 年代的一系列研究肯定了这一过程，并发现了其对应的生物化学机制。当果糖在肝脏中代谢时，ATP 被加速消耗，在一系列反应后产生嘌呤。[ATP 是三磷酸腺苷的简称，而腺苷就是嘌呤（腺嘌呤）的一种。]于是大量嘌呤导致了尿酸的增加。酒精提高尿酸的机制与此类似（啤酒中含有额外的嘌呤）。除此以外，果糖的代谢会产生乳酸，而乳酸会降低肾脏代谢尿酸的能力，从而间接地继续提高血液中的尿酸浓度。

⊖　当时存在混合的酒精饮料被铅污染的情况，这也是一个可能导致"痛风之潮"的原因。

来自遗传学方面的研究也支持果糖导致尿酸升高的理论。痛风经常以家族为单位出现，其案例之多，以至于研究痛风的临床医生一直认为痛风具有很强的遗传性。1990 年，一个由爱德温·希格米勒（Edwin Seegmiller）领导的前沿研究小组和乔治·拉达（George Radda，后来成为英国医学研究委员会的主任）一起发现了家族性痛风的原因，这是由遗传基因上的一个小缺陷造成的，这种缺陷会影响果糖的代谢，所以携带这种基因的人生来就存在患痛风的倾向。这一发现暗示了一种可能，即代谢果糖的缺陷可能是导致痛风的一种常见原因。

总结这些发现，学者们会得出一个清晰的结论："既然尿酸水平对于痛风患者如此重要，那就有必要重新考虑他们饮食中的果糖摄入了。"芬兰学者在 1967 年提出，我们必须重新评估高果糖饮食对健康的长期影响。痛风患者应该避免高果糖或高蔗糖的饮食，1984 年发表的一篇文章解释道："果糖会加速合成尿素，导致甘油三酯增加。"1993 年，英国生物化学家皮特·梅斯（Peter Mayes）在《美国临床营养学杂志》上发表了一篇关于果糖代谢的文章，说高果糖饮食，也就是高糖饮食可能导致高尿酸血症，并暗示会进而导致痛风。但验证这一理论的研究始终没有进行。

以上内容，再加上雷文的高胰岛素水平和胰岛素抵抗会增加尿酸水平的研究报告，都指向了一个结论，即对痛风和尿酸而言，蔗糖和高果糖浆是所有碳水化合物食品中最糟的品种。果糖会增加尿酸生成，抑制尿酸排出，葡萄糖则会使胰岛素升高，间接抑制排出尿酸。所以，我们应该对糖产生怀疑，或者至少是稍微考虑糖导致痛风的可能性。

这种可能性直到近几年才被提起。研究营养和痛风的学者此前一直专注于酒精与肉食。从 20 世纪 70 年代开始，我们一直认为痛风患者应该避免喝酒和限制肉食，这种传统观点始终在产生影响。

与此相对应，糖 / 果糖可能导致痛风的理论却因为时运不济而被忽视了。20 世纪 60 年代中期，制药行业发明了一种便宜的药物"别嘌呤醇"，可用来降低尿酸和防止痛风的急性发作。研究痛风和嘌呤代谢机制的实验室不是尽力地研究别嘌呤醇，就是用分子生物学来研究痛风的遗传特点、嘌呤代谢异常或尿酸引起的失调症。营养学在痛风上的应用被束之高阁，因为药物能够让患者在饮食上随心所欲。

新药物刚好和果糖导致高尿酸血症的理论出现在同一时期。20 世纪 80 年代，当人体实验反复证明了果糖和蔗糖会提高尿酸水平时，针对痛风的基础研究已走向终结。美国国立卫生研究院收紧了该项目的经费，主流实验室也纷纷离开了这一领域。医学杂志偶有刊登痛风管理的文章，也只是讨论药物治疗，有关饮食的内容只剩只言片语，在提到向患者推荐的食物时，甚至将糖列入其中，划入低嘌呤的类别。在有些文章中，作者提到果糖会提升尿酸，却不了解普通的蔗糖也含有果糖的这一事实。

近来的研究揭示了果糖引发高尿酸血症对人体的影响，这些影响也许已超越了痛风的范畴。从 20 世纪 90 年代起，科罗拉多大学的肾脏专家理查德·约翰逊（Richard Johnson）一直在研究尿酸对血管和肾脏的影响。如果血液中的尿酸浓度足够高，就有可能伤害血管，进而提升血压。所以既然吃糖会提升尿酸，那就不难推导出吃糖会提升血压。这是自 1986 年 FDA 发布豁免糖的公告以来，又一次发现的糖可能对人体造成的潜在伤害（就好像是犯人已被无罪释放，而能够将其定罪的 DNA 证据才刚刚被找到）。这是我们发现的蔗糖或高果糖浆可能对人体造成损害的又一机制，也许可以用来解释高血压和痛风或糖尿病的关联。

高血压

50 年来，医学界一致认同，饮食中的盐会导致高血压。多吃盐会导致血压升高，而慢性的高血压会提高患心脏病和脑血管疾病（中风）的风险。这种逻辑清晰又简洁，除了一个问题，它有可能完全错了。接受糖导致高血压的观点，就意味着盐其实不是致病原因（或者说所产生的影响没那么厉害），这可不是个能让医学权威们笑得出来的主意。所以我们最好从历史故事出发，在这个问题上多说两句。

高血压是又一个偏见加不成熟的科学对我们产生错误影响的例子。在学者们尚未弄清楚高血压的来龙去脉，什么人容易患高血压，什么人不易患高血压这些问题之前，就匆忙地把它和其他疾病联系起来，尤其是心脏病和中风。为了获取血压，医生需要一种结构简单、能输出标准化结果的测量工具。20 世纪初，血压计就此诞生，不仅稳定可靠，也容易操作，便于医生学习。20 世纪 20

年代，世界各地的医生开始给与世隔绝的部落民族测量血压，目的是将其和过着现代化生活、吃西方式食物的人群做比较。美国和欧洲的医生开始争辩，高血压到底是坏还是好（也许是体内的血液量不够，身体组织因为缺乏营养而产生的一种补偿机制。"这是一种自我治疗的过程，虽然会造成一些伤害"，一本 20 世纪 20 年代的教科书里这么说）。最后推动关键研究的是保险公司的精算师，因为他们的业务与此息息相关。

20 世纪 20 年代，精算师们注意到一些关于血压的现象，比如血压往往和年龄一同增加，至少欧洲和美国的情况如此（糖尿病也是如此）。当然，和年龄一起增加的还有体重。一个世纪以前的中年男性，如果自认为健康状况良好到足以申请人寿保险，他们的收缩压往往低于 140 毫米汞柱，我们当今的血压上限值就是这么定的。如果血压高于 140，就意味着健康开始走下坡，保险公司也会对这样的参保者提高警惕，对他们至少收取和血压正常者相同或更高的费率，否则就可能赔钱，"我们会因此支付更多的赔款"，互惠人寿保险公司的首席医师在《美国医学协会期刊》1923 年的一篇文章中写道。

继续研究了 20 年后，医生们发现，美国和欧洲人身上的情况并不是普遍规律。那些尚未接受西方文明的部落没有这种问题，就像肥胖和糖尿病一样，土著人似乎没有高血压，也不存在血压和年龄同步增加的现象。年轻人的血压不高，也不会因为年龄的增长就增加。相关报道首先出现在菲律宾，然后是新墨西哥州的祖尼族印第安人、格林兰和拉布拉多地区的因纽特人、肯尼亚的当地部落

（"在血压的问题上，肯尼亚部落和欧洲人的反差很大，这一问题令人震惊，值得研究"）、叙利亚的贝都因人（"在阿拉伯人中，他们的血压明显偏低"）、中国的少数民族、尤卡坦岛和危地马拉的族群，以及第二次世界大战结束时被报道的巴拿马的库纳人（"这些人完全没有高血压"）。20 世纪 60 年代，当这些族群接受城市化和西方文明后，休奇·特罗威尔医生报道说，就像糖尿病和肥胖一样，高血压在这些族群中增多，一些相关报道也开始出现。

如果生活环境略有区别，甚至同一个部族的人血压都会不同。弗兰克·罗文斯坦（Frank Lowenstein）是一名世界卫生组织的医疗官，他在 1958 年对两个巴西的原住民部落进行考察，一个部落依靠方济教会生活，从传教士那里获取食物；另一个部落则深入雨林，与世隔绝。前一个部落接受了更多西方文化，但他们的血压比后者高，且存在和年龄同步增加的问题。罗文斯坦在阅读了相关医疗文献后得出结论："所有血压不随年龄增加的部族，生活状态都更加原始，不受现代文明影响，以环境中的天然原料作食材。"罗文斯坦认为，除此以外还有很多其他因素。比如在西方化的过程中，很多"生活习惯"也会改变。不管原因到底是什么，都应该能同时解释血压偏高和血压随年龄增加这两个现象。

20 世纪 80 年代，来自全世界的 150 名学者发布了有史以来最大范围的高血压流行病学研究结果，这种西方化疾病的模式仍然清晰可见。学者们测量了全世界 52 个人群的血压，其中 4 个正是被罗文斯坦称为"生活状态更加原始，不受现代文明影响"的部落。他们是巴西的雅诺马人和兴谷人、肯尼亚和巴布亚新几内亚乡村地区的部落。这些人的血压不仅是研究报告中最低的，也不随年龄增长而升高，高血压对他们而言只是天方夜谭，而所有其他被调查的族群都没有如此。

这项于 1988 年发表的研究，原是被设计验证多吃盐会导致高血压的假说，所以学者们将焦点放在盐和血压的数据上。营养学界认为，盐不仅是导致高血压的头号嫌犯，更是唯一的罪犯。那四个与世隔绝的部落不仅吃盐少，吃糖也很少，但从 20 世纪 60 年代开始，学者的眼里就只有盐。[⊖]

盐导致高血压的假说，是基于一个基础的生理学机制：为了保持身体正常运行，体内的钠溶液（盐的成分是氯化钠）浓度应保持稳定。如果盐吃多了，就要多喝水才能稀释，保持浓度平衡，而这个过程会提升血压。当然了，短期来说，吃咸了会口渴，这也是为何酒吧和沙龙会免费提供咸味零食，这样能促使顾客为了解渴购买更多酒水。肾脏可以排出体内多余的盐分和水分，但假说认为，长期而又慢性的高盐摄入会损害这种功能，最终导致血压升高。从 20 世纪 50 年代起，这种假说已成为治疗高血压的标准思维，医疗文献也有无数与此相关的随机实验。[《纽约客》专栏作家凯瑟琳·舒尔茨（Kathryn Schulz）在她 2010 年的著作《我们为什么会犯错》（*Being Wrong*）中写道，"我们一旦支持某个观点，就开始收缩视野，专注于搜寻支持该观点的证据，对其他声音充耳不闻。"]

⊖ 20 世纪 60 年代，研究肯尼亚、乌干达的游牧民族和南太平洋岛民的学者们，本来怀疑外来的糖和面粉造成了高血压，因为这是西方化饮食带来的改变。但当他们得知美国的学者们已经认准了盐，就改变了自己的研究方向。

但就像饱和脂肪导致心脏病的假说一样，高盐导致高血压的假说也不断被临床结果否定。那些不太偏执的人已经越来越难以相信，高血压和血压随年龄增高的问题是吃盐导致的。在系统性研究临床数据后发现，将高血压病人的盐摄入量减半（实际执行很难），可以平均降低 4 ~ 5 毫米汞柱血压。而对正常人采取同样的办法，大概只能降低 2 ~ 3 毫米汞柱。可是这种程度的降低有什么用呢，程度最轻的一期高血压，比正常值高至少 20 毫米汞柱，而二期高血压比正常值高至少 40 毫米汞柱。这就说明，饮食中的高盐不是导致血压失调的主要因素。尽管如此，公共健康机构还是要说食盐是一种"致命的白色粉末"，正如公共科学中心在 1978 年做的那样。盐可能并未导致高血压，而仅仅是吸引并转移了研究学者们的注意力而已。如果盐不是问题所在，什么才是？

有长期历史证据显示，糖才是问题。早在 19 世纪 60 年代，德国营养学界的传奇人物卡尔·冯·沃伊特（Carl von Voit）曾提出，摄入碳水化合物会使身体产生水分滞留，吃脂肪则不会。华盛顿卡耐基研究所的营养学实验室主任弗朗西斯·本尼迪克特（Francis Benedict）在 1919 年确认了这个现象，并和同事们一起发表了成果。

1933 年，胰岛素被卷入了这一理论，但哥伦比亚大学的学者们并不知道这种关联。简单来说，胰岛素似乎能起到和利尿剂相反的效果。利尿剂会促进生成尿液，胰岛素则是压制。和我们吃下大量盐分的效果类似，胰岛素会干扰一种名为"电解质平衡"的状态（钠是一种电解质），导致肾脏同时滞留钠和水分，而不是将它们排出去（正如胰岛素在痛风上发挥的作用，促使肾脏滞留尿酸）。20 世纪 50 年代有学者发表文章《胰岛素的关联抑尿作用》（*Antidiuresis Associated with Administration of Insulin*）。10 年后，胰岛素对肾脏产生作用，导致盐分滞留，促使血压升高的生理化学过程被阐明清楚。拉尔夫·德方索（Ralph DeFronzo）是得克萨斯大学内分泌学家，他和杰拉德·雷文一样是研究胰岛素抵抗和代谢综合征的先行者。用他的话说，"胰岛素通过对钠的控制，在高血压的形成过程中起到重要作用"，对于本身已经肥胖和患有糖尿病的人而言，因为他们已有胰岛素抵抗，这种作用显得尤其明显。

20 世纪 80 年代，哈佛大学的内分泌学家路易斯·兰兹伯格（Lewis Landsberg）发现了胰岛素使血压升高，甚至直接导致高血压的另一个机制——刺激中枢神经系统。兰兹伯格后来成为西北大学医学院的院长，他的发现和其他理论被整合在一起，用于解释为何肥胖的人多发高血压：因为他们患有胰岛素抵抗，所以长期胰岛素偏高，刺激神经系统，提升心率并收缩血管，并且长期使血压升高。由于肥胖者的交感神经通常更加兴奋，所以这一理论很能说得通。遗憾的是，医疗圈内部认为这一理论仅仅牵涉肥胖和患糖尿病的病人，而在针对普通人的饮食研究中，仍然痴迷于盐分对高血压的影响。

这些胰岛素导致血压升高，诱发高血压的机制，都直接和糖的效果相关。如果糖能导致胰岛素抵抗，从而长期使胰岛素升高，那么这种机制就足以导致高血压。理查德·约翰逊针对果糖对尿酸影响的研究，提供了另一种糖影响尿酸的更加直接的方式。约翰逊的研究显示，尿酸升高（至少对动物实验而言）会导致轻微的肾脏损伤，如果已有肾病，则会加速恶化。尿酸会导致肾脏血管收缩，增加肾小球的血压，而肾小球的功能是过滤血液中的废物。

通过这个机制，糖和果糖不仅导致高血压，也会导致肾病，这种肾病是糖尿病的并发症之一，也是一种西方化疾病（虽然没有被伯基特和特罗威尔收录在名单中）。如果约翰逊的研究结果和推测是对的，则不需要胰岛素的负面效果帮忙，仅仅提升尿酸水平就足以导致胰岛素抵抗、肥胖和 2 型糖尿病。由于蔗糖中的葡萄糖会增加我们对果糖的吸收率，那么它们两者的合体——蔗糖和高果糖浆，就的确是所有可能性中最坏的那一种。

关于高血压，最后再说一句：当学者们在高血压实验中采取限盐的方法而取得进展时，有一种可能是，有些人对盐过于敏感，而有些人没有。盐的敏感性是一种不太确定且存在争议的概念，这个概念认为部分人对饮食中的盐分特别敏感，根据吃盐量的不同，血压会上下波动。对盐不敏感的人，则不受吃盐的影响，血压相对稳定。公共健康机构知道这点，但它们仍然劝大家少吃盐，它们的逻辑是，那些对盐敏感的人会因此受益，而不敏感的人也不受损失。但是对盐的敏感还可能和胰岛素抵抗以及代谢综合征相关。比如说，破坏老鼠肾脏的毛细血管能导致盐敏性高血压，而果糖能造成相同的破坏效果。

这些实验和现象让学者们猜测，盐的敏感性是胰岛素抵抗造成的。如果真是这样，无论是否对盐敏感，少吃盐也许都能改善由胰岛素抵抗和代谢综合征导致的症状之一，即高血压。但更重要的是，他们最好避免摄入更多导致更胰岛素抵抗和代谢综合征的东西——糖。这才是治疗病根，而不仅仅是症状。

癌症

在糖导致胰岛素抵抗的概念中，最让人警醒的是：该机制也许同样会导致癌症。这种推测起源于一个现象，癌症似乎也是一种由西方式饮食和生活方式导致的疾病，正如伯基特和特罗威尔清单上的其他疾病一样，伴随着西方化的进程而增长。文明和癌症的关系本就是相伴生长的。法国医生斯塔尼斯拉斯·丹州（Stanislas Tanchou）是一名拿破仑荣誉军团的资深骑兵，1844 年，他在阅读了整个欧洲的死亡登记记录后报告说，城市里的癌症比乡村更多，整个欧洲大陆的癌症发病率都在增加。他知道癌症古已有之，"就像精神病一样，"丹州说道，"和文明共同成长。"丹州也许是第一个同时兼顾医学、统计学和流行病学的学者，他调查后发现，虽然癌症在当时还比较罕见，但正在变得更加普遍。

1902 年，英国政府成立癌症研究基金会，在英国皇家内科医学院和皇家外科医学院的协助下，研究癌症的病因、预防和治疗。其暗含的信息是，癌症已成为渐趋普遍的疾病，而这一举措就是为了搞明白疾病的状况和原因。一个研究者组成的委员会仔细审阅了医院所有恶性疾病档案，其信息来源不仅涵盖本土，更来自大英帝国在欧洲和亚洲的传教士与殖民地医院。就这样，世界范围的传教士和殖民地的医生们向英国的政府机构和委员会汇报医疗记录、治疗过程中取得的样本，或是被切下的肿瘤（"被切除后需要立刻使用福尔马林保存"）都可能被运回伦敦，用于更加细致的微观检查。

命令发布的几个月内，资料和医疗样本陆续抵达，这些响应号召的医生们来自加拿大纽芬兰、加勒比海地区、澳大利亚、新西兰、南太平洋诸岛、非洲属国、地中海的直布罗陀和马耳他、印度洋上的毛里求斯和亚洲其他地区。从这些资料中可以发现一个共同的观点："土著人几乎没有癌症。"这是莫法特医生第一次为不列颠东非公司和英国政府工作时，在肯尼亚和乌干达写下的见闻。莫法特在报告中写道："我只见过一例确诊的癌症。"那是一名住在蒙巴萨的斯瓦希里妇女，罹患乳腺癌。（她拒绝接受手术治疗，后来的事情没有记录。）

1908 年，癌症研究基金会的学者发布了第三次报告，结论是：第一，全欧洲的癌症发病率呈上升趋势。但是该项判断只是基于"最大努力搜集到的数据"做出的结论，无法判断是否受到其他因素的干扰，比如医生对癌症更加关注，提高了确诊癌症的人数。第二，没有哪个种族对癌症免疫，但是土著人或原住民患癌症的数量十分稀少。也许是因为没有被诊断出来，也许是因为他们的寿命没有长到患癌，也许是因为他们患了病，却没有向英国医生求助。（也许他们缺乏乔斯林和雷金纳德·菲茨在 1898 年对美国糖尿病的描述："大家都开始提高警惕，就医检查。"）

这份报告在当时没能提供什么有用的信息，癌症的问题也并未消失。印第安事务管理局的医生对美国中西部（1910 年）和西部州（1915 年）的土著人进行了两次调查，结果都显示癌症的发病率和死亡率非常低，而当时的印第安人并不比白人的寿命短。印第安人的癌症病例很少，特别是乳腺癌，半个世纪后，印第安人卫生服务署的医生们又做了一次调查，情况依然如此。

美国癌症协会的前身名为美国癌症控制协会，成立于 1913 年，在成立之时进行了一项全国范围的系统调查，由曾任保诚保险的首席统计学家弗雷德里克·霍夫曼（Frederick Hoffman）率队。1915 年，霍夫曼发表了一篇长达 700 多页、名为《世界癌症死亡率》（*Mortality from Cancer Throughout the World*）的报告。报告称，在收集了来自很多地区合格医生的报告后，他们得出了同样的结论，即土著人中的癌症发病率极低。

"对任何一个种族来说，癌症的发病机理都未可知，但未开化地区的发病率最低。"霍夫曼写道，"在这些地区收集翔实、准确的数据尤其不易，但长久以来，有大量传教士和接受过良好医学训练的探险家们深入这些地区，和土著们共同生活。如果他们看到土著人患癌的比例和文明地区的居民相似，早已经提出实质性的报告了。"

霍夫曼的报告同时指出，虽然癌症不是常见病，但是其发病和死亡率有稳定增长的趋势，"据可信数据，癌症是为数不多的在所有大城市稳定增长的疾病"。根据霍夫曼和同事的测算，美国的癌症死亡率每年稳定增长 2.5%。在糖尿病方面，这种增长伴随着巨大的争论，比如增长是否和平均寿命的提高有关，或者检测技术的进步导致确诊人数增加，或者人们只是更倾向于将其他疾病造成的死亡归结于癌症，又或者这种增加是真实可信的。

根据很多现代的报告显示，这种增加是真实的，或者说部分真实。在一份 1997 年的报告中，世界癌症研究基金会和美国癌症研究院解释道，"到 20 世纪 30 年代，经过年龄修正的美国癌症死亡率在增加"，年龄超过 60 岁的人会更多地死于癌症。部分增加的病例是肺癌，这是香烟流行的后果，特别是用糖烤制烟叶后。此外，和香烟无关的癌症数量也在增加。

至于说癌症是一种西方化疾病，其证据自 20 世纪 30 年代以来不停地累积。传教士阿尔贝特·施韦泽（Albert Schweitzer）从 1913 年起，在西非的医院工作，并获得 1952 年的诺贝尔和平奖。施韦泽说："令人惊奇的是，我虽然每年见几千名当地患者，但从未遇到癌症。"然而，随着居民们越来越多地接受白人的生活习惯，施韦泽写道："在我的医院里，癌症病人开始增加。"

第二次世界大战后，这种观察在文献中出现的次数开始减少，但没有完全消失。20 世纪 50 年代，在英国接受训练的美国医生约翰·希金斯对非洲土著人进行了调查，他在报告中说，和美国、欧洲的情况比，这里人患癌症的比率仍然显著较低。这一现象促使他得出一个结论：大多数癌症是由饮食和生活方式导致的。这项研究使希金斯在 1965 年成为世界卫生组织国际癌症研究中心（International Agency for Research on Cancer，IARC）的主任。1964 年，世界卫生组织称，部分或大多数癌症都是"潜在可预防的"。

晚至 1952 年，因纽特人患癌的病例还很罕见，以至于加拿大北部的医生发现一例后要专门写成报告，拿到医学期刊上发表（就像 20 世纪初的非洲一样）。1984 年，加拿大医生调查了北极西部和中部的因纽特人在 30 年间的癌症发病率。他在报告中称，肺癌和子宫颈癌在此期间急剧增加，但仍显著缺乏乳腺癌病例，在 1966 年以前的病例里甚至找不出一例，1967 ～ 1980 年也仅有 2 例。从那时起，因纽特人的乳腺癌发病率稳步增长，但和北美其他人种相比，仍明显偏低。

自 20 世纪 50 年代起，认为西方化生活方式和癌症有关联的人，都把注意力集中在工业化和工作环境的致癌物上。80 年代，希金斯在这个问题上提出反对意见，认为"工业化学品只能为一小部分癌症负责"。癌症流行病学家系统地分析数据后，得出的结论是，大部分癌症仍然是由生活方式和饮食导致的。乳腺癌可能是最好的例子，它从未在日本造成危害，但美国的女性深受其苦。旅居美国的日本人，只要经历两代人，乳腺癌的发病率就变得和其他人种相同。这就表明，美国的生活方式或饮食可能诱发乳腺癌，虽然还不确定具体原因。[⊖]

1981 年，牛津大学学者理查德·皮托（Richard Peto）和理查德·多尔爵士（因在 20 世纪 50 年代发现香烟和肺癌的关系而受爵）发表了癌症流行病研究的重要文献。据他们估算，美国大

⊖ 没什么好奇怪的，其他西方化疾病也呈现相同的模式，比如说心脏病。相关内容可以参考流行病学家迈克尔·马尔默（Michael Marmot）和伦纳德·塞姆（Leonard Syme）的著作，以及加州大学伯克利分校 1976 年的文献。

概 3/4 的癌症都可以通过改变饮食和生活方式来避免。而饮食更是最主要因素。据皮托和多尔分析，至少 10%，也许多达 70% 的癌症由不当饮食导致。

癌症和西方化疾病的关系，在 21 世纪早期被提升到新高度。人们开始重新审视肥胖、糖尿病和癌症之间可能的联系。这种可能其实早在 19 世纪就有讨论，《医学杂志》在 1889 年曾刊登过："糖尿病和恶性肿瘤之间的关系绝不简单。"但癌症学者们显然没有给予关注，这种情况直到这个世纪之初才开始改观。

2003 年，来自美国疾病预防控制中心的流行病学家组成了小组，由尤金妮亚·卡勒（Eugenia Calle）代领。他们在《新英格兰医学期刊》上发文称，美国的癌症死亡率和肥胖、超重之间存在明显关联。和正常人相比，体重最大的群体死于癌症的可能性提高 50% ～ 60%，此推论适用于一系列常规癌症，如食道癌、结肠癌、肝癌、膀胱癌、胰腺癌和肾癌，和一些针对女性的癌症：乳腺癌、子宫癌、宫颈癌和卵巢癌。2004 年，美国疾病预防控制中心将糖尿病也加入关联清单，和糖尿病相关的癌症中，尤其突出的是胰腺癌、结肠癌、肝癌、膀胱癌和乳腺癌。癌症学者的解释是，癌细胞在肥胖和糖尿病的代谢环境中更加亢奋。

有一个显著线索可以解释这种关联，就是那些既不胖也没有糖尿病，但受到代谢综合征的困扰且存在胰岛素抵抗的人。他们血液内的胰岛素浓度越高，也就是胰岛素样生长因子（insulin-like

growth factor，IGF）越多，患癌症的概率就越大。这种癌症和
胰岛素之间的关联，从治疗糖尿病的药物上也能体现。苏格兰学者
报告说，和对照组相比，服用二甲双胍的糖尿病患者（二甲双胍能
降低胰岛素抵抗，从而降低胰岛素水平）能够极大程度地降低患癌
症发病率。这种关联性被重复验证了好多次，以至于学者们开始在
随机对照实验中将二甲双胍作为一种抗癌症药物，检测其是否能预
防和阻止癌症复发。这些现象让学者们开始重新关注胰岛素和胰岛
素样生长因子可能诱发癌症的可能性，以及由胰岛素抵抗造成的胰
岛素非正常升高可能增加的患癌风险。

　　这一发现让科研领域在 20 世纪 60 年代出现了新的研究方向。
这次，一些顶级的癌症学者将目光投向这个方向，其中包括日后的
诺贝尔奖得主霍华德·特明（Howard Temin），他证明了癌症细
胞的繁殖需要胰岛素，至少在实验室的培养液里是这样：乳腺癌
的癌细胞拥有这个特点，而正常细胞缺乏胰岛素受体，对胰岛素
的信号没有反应。多伦多大学的癌症学者乌克·斯坦博利奇（Vuk
Stambolic）说，乳腺癌细胞似乎"对胰岛素上瘾"，如果停止喂
胰岛素，它们就会死去。同样的现象也出现在肾脏癌细胞和肝脏癌
细胞上，一份 1976 年的报告称，"胰岛素会强烈促进某些肿瘤生
长"；另一份美国国家癌症研究所学者的报告称，"某种乳腺癌细胞
对胰岛素非常敏感"。那时的学者们认为，和正常细胞相比，乳腺
癌细胞拥有胰岛素受体，癌细胞得到的胰岛素越多，就越对胰岛素
敏感。

　　IGF 在 20 世纪 50 年代被发现，正如其名称，它的结构和胰

岛素很像，可模拟胰岛素的作用。不同的是，IGF 是受到生长激素的刺激而分泌，胰岛素是受食物中的碳水化合物和蛋白质的刺激而分泌。但是胰岛素本身也会刺激 IGF 的分泌。肿瘤细胞接收 IGF 的受体比正常细胞多 2 ～ 3 倍，学者们相信，IGF 受体是肿瘤细胞生长的必要条件。普遍同意的观点是，胰岛素和 IGF 都是喂养肿瘤的养分，它们向肿瘤发出继续生长的信号。血液中的胰岛素和 IGF 浓度越高，就有越多的癌细胞被刺激生长。

胰岛素、IGF 和肿瘤之间的互动机制已经清楚了，在这点上达成共识的权威专家是康奈尔大学医学院的路易斯·坎特利（Lewis Cantley）和纪念斯隆 – 凯特琳癌症中心的院长克雷格·汤普森（Craig Thompson）。这两家位于纽约的机构相信，和代谢类疾病类似，癌症也是一种"增生型"疾病。癌症细胞为了生存和繁殖，会重新编码自己的代谢系统，不受约束地增长。有进一步证据能够支持这一观点，近年来我们发现，一系列的癌症都是由主要遗传物质变异导致的，这些变异不仅改变细胞的繁殖方法，也改变其代谢特征。

从癌症是一种代谢类疾病的观点说，胰岛素和 IGF 会通过一系列步骤促使癌症产生。胰岛素抵抗和胰岛素水平升高促使细胞吸收更多葡萄糖，为细胞癌变前期提供养料。细胞通过一种名为有氧糖酵解的方式产生能量，这是一种类似细菌在缺氧状态下的产能方法。[这种现象被称为瓦博格效应，德国生物化学家奥托·瓦博格（Otto Warburg）在 20 世纪 20 年代发现此效应，并获诺贝尔奖。这一现象对研究癌症的生成非常重要，但直到最近才获重视。]

一旦细胞完成了代谢方式的转变，就能够大量吸收葡萄糖，为繁殖和增长提供养分。

汤普森解释道，细胞快速代谢葡萄糖的过程会释放大量名为"活性氧"（ROS）的物质，也称"自由基"。这些自由基能够促使细胞核的基因产生变异的能力。于是，细胞代谢的葡萄糖越多，产生的自由基就越多，DNA 受到的损害就越大，就会产生越多的变异。众多的变异中就可能有一种获得不受身体控制的繁殖和生长能力。整个过程是促使肿瘤产生的正反馈过程，一旦癌细胞产生，胰岛素和 IGF 会联手发送信号，阻碍细胞自我死亡，促进癌细胞继续生长。

基于近 10 年的一些研究结果，我们现在知道胰岛素和 IGF 促使癌症初期形成的两个途径。

第一，胰岛素和 IGF 向细胞发送信号，让细胞吸收更多葡萄糖，促使 DNA 产生变异，走向癌变之路。这一过程不需要胰岛素抵抗和胰岛素浓度过高。用术语来说，这些癌症属于"非胰岛素依赖型"。就算胰岛素水平较低，且胰岛素敏感性较高的病人也可能发生癌变。

第二，提高血液中胰岛素和血糖的水平。这个相对简单，胰岛素抵抗就能够做到。它能导致胰岛素抵抗，也能促进正常细胞向癌细胞的转变。胰岛素和血糖的共同升高会促使细胞吸收葡萄糖作为燃料。

终于，有像坎特利和汤普森一样的专家将目光对准了糖。坎特利说，糖真的"吓到我了"。如果我们吃的蔗糖和高果糖浆能导致胰岛素抵抗，它们就是导致癌症的头号嫌犯，最轻也是癌症促进剂。以后就算产生癌症的机制被推翻了，肥胖、糖尿病和癌症的关联性，还有胰岛素、IGF 和癌症的关联性也说明：凡是导致胰岛素抵抗的，都会增加患癌的可能性。如果糖导致胰岛素抵抗，我们就很容易推导出糖会导致癌症的结论。也许这个说法有点极端，但公众很少能听到这种声音。

如今，事情已渐趋明朗：如果致病过程有胰岛素的参与，那么胰岛素抵抗的症状，比如代谢综合征就会使这个过程恶化，甚至这种疾病本身就是由它开始的。这就是说，糖是一种饮食上的潜在威胁，可能导致疾病。

痴呆症

痴呆症这种病的历史很长，我们可能没办法搞清楚是否现代人的患病数量更多。60 岁以后，阿尔茨海默症的患病风险大概每 5 年翻倍，这就是目前西方社会的状况，寿命越长，患病人数越多，造成的社会负担也就越严重。我们活得比祖先更久，患病的风险也更大。

病理学在 20 世纪初标记出阿尔茨海默症，其特点是快速恶化的痴呆症状，以及大脑中存在独特的淀粉样斑块和神经元纤维缠结。根据医学文献，神经纤维的缠结最先被发现，爱罗斯·阿尔茨海默（Alois Alzheimer）遇到一个年轻的精神病患者，并碰巧在其死后，拿到了尸检的大脑标本，他在 1906 年观察到神经元纤维缠结的症状，并用自己的名字命名了这种疾病。有好几份研究比较了阿尔茨海默症在不同地区和人群中的发病情况，认为它也是由西方化的饮食和生活方式导致的疾病。也有很多证据显示：阿尔茨海默症和糖尿病、癌症的关系十分紧密。

和癌症类似，阿尔茨海默症和 2 型糖尿病存在关联。一份 20 世纪 90 年代中期的研究调查了 800 名日本久山町的老人、700 名荷兰鹿特丹的老人和 1500 名明尼苏达州罗切斯特市的 2 型糖尿病患者。研究发现，2 型糖尿病患者比普通人患阿尔茨海默症的风险高 1.5 ～ 2 倍。鹿特丹学者在 1999 年做了类似实验，结果显示"胰岛素会直接或间接提高痴呆风险"。手腕直径也和阿尔茨海默症有关联——手腕越粗，患病风险越高。身体质量指数偏高、中年发福也都是增加阿尔茨海默症风险的信号。有好几份研究表明，高胰岛素水平和高血压会提高患阿尔茨海默症的风险。

长久以来，面对这些关联，学者们提出了很多解释，包含代谢和激素失调以及与 2 型糖尿病相关的所有疾病。也许高血糖会提高患阿尔茨海默症的风险；血糖越高，大脑就遭受越多的氧化疲劳，生产出更多的晚期糖基化终产物（advanced glycation end product，AGE）。这些 AGE 和淀粉样斑块、神经元纤维缠结存在关联，可能是造成它们的关键因素；也许和高血压有关，也许和肥胖相关的炎症有关，比如说鼓胀的脂肪细胞释放炎症分子。

学者们已经揭示了一系列胰岛素对大脑产生不良影响的机制，

胰岛素抵抗则可能强化这些机制，加剧阿尔茨海默症的发展。基于这个原因，有些学者开始将阿尔茨海默症看作3型糖尿病，因为它和胰岛素、胰岛素抵抗之间的联系实在过于紧密。

在一份2014年的评论中，曾任乔斯林糖尿病中心主任的罗纳德·卡恩（Ronald Kahn）和他的两名出身哈佛医学院的同事，在回顾了所有已知的胰岛素对大脑的影响后，认为胰岛素对"调节大脑活动至关重要"。接下来，他们又讨论了很多胰岛素信号异常可能导致的问题，从认知和情绪失调到阿尔茨海默症，从直接性神经损伤到"突触生成"（突触可以连接神经元，突触的生成会伴随人的一生，对保持大脑的功能健康至关重要）的机制。这种机制有造成淀粉样斑块、神经元纤维缠结的可能性。所有讨论都只是推测，但他们仍然漏掉了一个可能导致阿尔茨海默症的主要因素，而这个因素和2型糖尿病、阿尔茨海默症的关系都很密切。

阿尔茨海默症绝不是导致痴呆的唯一因素，也不是唯一和年龄、2型糖尿病有关联的疾病。2型糖尿病和高血压都会明显增加脑血管疾病与中风的风险——脑部的血管发生堵塞（这就是发生脑中风的原因），阻碍血液通往脑部，导致部分脑组织死亡（脑梗死或微型脑梗死）。脑梗死发生的位置和面积不同，会造成不同程度的痴呆。这种痴呆被称为血管性痴呆。如果医生遇到一位刚刚遭遇中风的痴呆患者，就有可能将其诊断为血管性痴呆。虽然病人不像阿尔茨海默症一样逐渐恶化，但是这种诊断可能过于简单了。

过去20年间，研究痴呆症的重要文献显示，不管痴呆的症状是否表现出来，淀粉样斑块和神经元纤维缠结都会随年龄加重。这个特性也同样适用于血管性损伤。血管受到的损伤越多，积累的脑梗死越多，出现痴呆症状的可能性就越大。这项研究结果始于肯塔基大学的学者在 1997 年对圣母姐妹教堂修女的观察，后来又被其他研究证实。这些研究显示，不管大脑存在多少淀粉样斑块和神经元纤维缠结，血管损伤越多，就越容易出现精神问题，也更倾向于在尸检时被判断为阿尔茨海默症，而这仅仅是因为医生在诊断前就已经知道患者的精神状况。包括基因在内，很多因素都会影响痴呆的发展速度，有些人出现症状的速度更快，当不同种类的损伤叠加后，痴呆就开始显现。如果我们患有糖尿病和高血压，就意味着存在胰岛素抵抗，意味着更多的血管损伤和更容易出现痴呆的可能性。

不管胰岛素和胰岛素抵抗是否被直接卷入阿尔茨海默症的发展，血管损伤的危害都是存在的，这又一次暗示了，如果糖会导致胰岛素抵抗，继而引发 2 型糖尿病和高血压，那么糖也会增加之后患痴呆的可能性。

研究新方向：肠道菌群

关于糖和一系列的西方化疾病，如胰岛素抵抗、代谢综合征、肥胖和糖尿病的关联，还有另一种思路：虽然糖尿病是一种由医生确诊的疾病，但并非像开关一样，只有患病或不患病这两种状态，而是一种从健康到疾病逐渐过渡的过程。当代谢问题不断恶化，超出了某个临界值，身体的平衡才会彻底打破，表现出胰岛素抵抗或代谢综合征。

和以前相比，我们更易患胰岛素抵抗和葡萄糖不耐受，我们的血糖、血压和胰岛素水平更高，身体更胖，更容易被诊断出糖尿病，并受到与糖尿病相关疾病的影响。这些疾病不仅包含心脏病、痛风、癌症、阿尔茨海默症，以及伯基特和特罗威尔清单上的一系列西方化疾病，而且包括几乎所有被划为糖尿病的并发症：血管并发症导致的中风、痴呆和肾病、视网膜病变（可致失明）和白内障、神经病变（神经紊乱）、心脏动脉斑块（导致心脏病）、四肢动脉斑块（导致截肢）；晚期糖基化终产物会进入皮肤、关节、血管、心脏和肺，使它们失去弹性，让人更显衰老。也正是这个原因，让有些学者认为糖尿病会加速老化。

还有很多其他病理学现象都与代谢综合征和胰岛素抵抗相关。学者们对一些肥胖患者做了研究（当然，学者们认为他们肥胖的原因，不是多吃少运动，就是肥肉吃多了）。由于胰岛素水平高和胰岛素抵抗，脂肪聚集在肝脏和肌肉细胞周围，产生一种被称为脂毒性的效果，提升血液中的压力激素（比如说皮质醇）和炎症水平（脂肪细胞会释放炎症分子），增加自由基和身体的氧化压力，还会使细胞中的线粒体丧失功能。鉴于以上严重后果，学者们必须谨慎，"它们之间的关联尚不清楚，也许都是胰岛素抵抗导致的"。因为所有现象都在胰岛素抵抗时产生，也都随着肥胖和糖尿病的恶化而加重，它们的病理性影响是全身性的，也都是由饮食和生活方式导致，是我们最终需要解释的事情。

近年来出现了一个新的研究方向，为解释肥胖和糖尿病的问题提供了新的角度。这就是在我们肠道中生长的细菌，也被称作肠道菌群。新的科学技术往往催生新的研究领域，为细菌的基因测序开辟出一个新的研究方向，就像以前的学者开创了测量血压、胆固醇和胰岛素敏感性的方法一样，将肠道菌群的研究作为一个新领域，正处于早期阶段。

肠道菌群作为一种肥胖和糖尿病研究领域的新新事物［借用迈克尔·刘易斯（Michael Lewis）的话］，媒体对它关注过度。长久以来，我们并不善于从大量噪声中找出有用信息。多数实验在老鼠身上完成，这些啮齿类动物和人的相关程度（或其他动物）并不确定。即使实验对象是人，如果受试人数较少，结果也未必可靠。转换肠道菌群有利于治疗肥胖、代谢综合征和糖尿病，但学者们也知道，"尚不知道是否因为细菌改善了葡萄糖代谢和胰岛素抵抗，从而达到如此效果"。

在 20 世纪 50 年代或更早，我们已经知道食物含膳食纤维，也知道和精制谷物、糖相比，什么能促进肠胃细菌的繁殖，什么不能。这种效果反过来会影响消化脂肪、蛋白质和碳水化合物的能力，再进一步影响血液中胆固醇和甘油三酯的含量。

最后，当我们阅读有关肠道菌群的最新文章时，必须牢记：如果改变肠道细菌可以改善肥胖和糖尿病，这就说明肠道细菌也可能导致肥胖和糖尿病。那么最初改变肠道细菌的最大嫌犯，也同样可能是西方化的生活方式带来的急剧提升的糖消费量。正如我在前面引用的彼得·克里夫的话，"我们已经知道，精制碳水化合物会损害牙齿，但这仅仅是个开始，如果说它们在被消化过程中同样会损害下游消化系统和器官，也就没什么大惊小怪的了。"

更简单的解释

营养学者和公共健康权威在以下这个观点上存在分歧：一种营养或现象有可能导致一系列的慢性疾病，比如胰岛素抵抗、代谢综合征、肥胖和 2 型糖尿病。

前面讲过，专家们普遍将肥胖和超重的原因归为多吃少运动，或是加工食品含有太多的糖、盐和脂肪。他们很乐意强调饮食中的脂肪，特别是饱和脂肪导致发胖。可这套理论总是无法被实验证明。

从 20 世纪 70 年代起，吃糖导致肥胖的理论被当成谎言。从此以后，医学期刊上刊登过 50 万篇以上有关肥胖或糖尿病的论文，而肥胖和糖尿病发病率却继续疯狂上升。如果理论是正确的，问题不早就该解决了吗？既然事实并非如此，那么真实情况一定具有"多因素"和"复杂性"。这两个词被研究人员讲得太多，以至于我们必须再想想，到底是真的复杂，还是我们知之甚少。

研究营养学和慢性病也多少遵循这一原则。虽然我个人很支持，但饮食和慢性病不是两个被合并研究的领域。美国国立卫生研究院和其他研究机构发起了成千上万个课题，解答了无数小问题，然后期望像拼图般凑出完整答案。可现实情况是，无数的假说让情况愈加混乱，如果如此多的学者在解决如此多的问题，那么这必然是一个极端复杂的问题。

最近，主流媒体也流露出对"用一种营养素来解释众多疾病"的不满，它们认为这种解释过于简单，近乎理想主义者的空想，并得出一个推论：食品工业已被过度工业化，加工食品的毒素太多，问题的复杂性已超出科学能解决的范畴，所以还不如别折腾了。加州大学伯克利分校的迈克尔·波伦（Michael Pollan）说了一段让我难忘的话："别吃太多，素食为主，这是健康饮食的基础。"

但是别忘了，牛顿曾说，科学应该用最简单的假说去解释现象，这种假说应既简单又有效。科学的过程就在于平衡矛盾，一边是我们想要相信简单的假说，另一边是质疑这种假说是否可靠的解释现象。

让我们回顾以下事实，它们无可争辩，且需要一个解释：在19 世纪下半叶的西方世界和时间更近一些的其他地区，肥胖和 2 型糖尿病开始增加，并最终演变成最普遍的疾病，这两种病的特点都是胰岛素抵抗，而患有胰岛素抵抗的人不仅遭受肥胖和 2 型糖尿病之苦，也更容易患一系列其他慢性病——伯基特和特罗威尔所说的西方化疾病都与胰岛素抵抗有关。

如何解释这个事实呢？是什么导致全世界范围的疾病蔓延？为什么胰岛素抵抗和这么多疾病都相关？在我们的饮食和生活方式中，何种改变能解释这些问题？一个如此简单的假说可能是对的吗？多吃少动，这种基于营养学的简单理论如何解释众多反面证据？其实我们有一个更简单的解释，那就是糖。

后　记

糖，多少才算少

吃多少糖才算少？谁也不知道。当FDA在1986年宣布糖属于总体安全时［当时糖的年人均消费量是42磅（19.05千克），这是FDA的判断基础］，当研究机构认定肥胖是由于摄入和消耗的热量不平衡，并指责饱和脂肪导致心脏病时，我们本应通过临床实验来检验这个假设，却从未这么做。

这个问题的传统答案是：应该适量——不要太多，这又是一个套套逻辑。我们只有在发胖、出现胰岛素抵抗或代谢综合征的症状时，才能知道自己吃了太多的糖，然后在这个基础上减量，例如每天只喝1～2瓶饮料，而不是原来的3瓶。如果是教育孩子，我们可以只允许他们在周末吃冰激凌，而不是天天吃。可问题是，如果出现症状的时间长达一二十年，甚至要在下一代人身上才能看见症状，那么即使现在被认为适量，也可能还是太多。如果代谢综合征或胰岛素抵抗的症状不是肥胖，而是更严重的疾病，比如癌症，那么很不幸，没有降低剂量的机会了。

那些鼓励我们适量吃糖的专家（或自封的专家）往往相对较瘦，也比较健康。他们定义的"适量"对自己适用，却假定这种方法或剂量适合所有人（对他们有效的当然会一直有效）。如果我们或我们的孩子不幸失败（当然会），没能保持苗条和健康，他们就会说，这是因为你把"合适"的量算错了，吃糖太多。

为了更好地了解这种套套逻辑，我举个例子：有个吸烟的人没得肺癌（也没有心脏病和肺气肿），于是他认为那些因吸烟得肺癌的人吸得太多。这个结论当然没错，却没法告诉我们吸多少才算健康，这个"适量"真的存在吗？我们是否能算出能够保持健康的吸烟量？如果这个问题无解，我们又该如何定义"适量"呢？这样的逻辑也许同样适合糖。和吸烟类似，吃糖的后果往往需要20年才能显现，所以在情况还能挽回之时，吃糖还是越少越好，不是吗？

普莉希拉·怀特曾在1924年跟随乔斯林在波士顿的糖尿病门诊工作，她说："哪个孩子能放弃每周吃一勺冰激凌的乐趣呢？"在临床实践中允许这种行为，就意味着要给吃冰激凌的孩子注射更多胰岛素，加重糖尿病的并发症，最终减少寿命。和不吃冰激凌的孩子相比，偶尔的放纵却导致减寿，如果怀特知道（当时她并不知道）这一点，会改变主意吗？我敢说她肯定会的，不仅如此，她还会想知道，每一勺冰激凌有多严重，减少多久寿命（如果真能算出来的话）。好奇的不仅是怀特，孩子的父母也是，因为这样就能讨价还价，权衡利弊，判断到底吃多少冰激凌才算合适。

如果孩子从未吃过冰激凌，自然也就不会如此渴望，就像从未抽烟的孩子难以理解大人的烟瘾一样。

任何关于多少糖才算少的讨论，都不能回避一个可能性：糖可能具有成瘾性。即使如查尔斯·曼写的"只是看起来像上瘾"，这也说明一个问题：只有在一个嗜糖成瘾且无人幸免的世界，才会有人想要拼尽全力地保留一点儿吃糖的可能。

不管"适量"被如何定义，劝人少吃糖和劝人少抽烟一样，不管收益有多大，试图约束一种习惯都是不太现实的，这种约束反而会影响生活（想想控制孩子吃糖的父母）。有些人觉得完全不吃比只吃一点儿容易控制——完全拒绝甜品，而不是先吃一两勺再推到一边。如果越吃越多无法避免，宣传适量吃糖就毫无意义。

或者我们也可以从国家的角度考虑，制定一个糖消费量的"限值"。这个方法可能太粗放，或目光短浅。乔治·坎贝尔在 20 世纪 60 年代将糖的年人均消费量限值设定为 70 磅（31.75 千克），认为超过这个量会出现大规模的糖尿病。1986 年 FDA 认为安全值是 42 磅（19.05 千克）。他们可能是对的，但要知道，糖尿病的爆发流行和糖尿病本身可不一样，在大规模爆发前，糖尿病会以遗传的方式影响几代人，其效果会通过母亲的子宫，在孩子身上放大。这样一来，定义出个体保持健康的安全值就越发困难。如果现在这代人的限值是 70 磅，那么往前的一两代人可能是 30 磅（13.61 千克）。我们一旦跨过了某个阈值，向肥胖和糖尿病前进，一些生理学特点就可能改变，新一代人的基因就会随着高糖的饮食环境改变。已经发生的无法改变，未来也许没有回头路，现有的研究并不能提供更多信息。

有些也许不那么科学的观点，总让我怀疑"适量"这个词的定义。首先是两千年前的印度医生，他们说糖既提供营养，也使人发胖。还有弗雷德里克·艾伦写的"吃糖可能导致糖尿病"，部分是因为其症状之一是尿中含糖，部分是因为几乎只有富人才患此病，只有他们才能无节制地享用糖和面粉。（"碳水化合物食物是主要问题，"艾伦写道，"这不是出于基于化学的主观猜测，而是来源于纯粹的临床观察。"）

然后是 17 世纪 70 年代的托马斯·威利斯，虽然欧洲在历史上长期通过尿液味道诊断疾病，但他是第一个发现糖尿病人的尿液有甜味的医生。为什么此前没人发现？威利斯诊断糖尿病的时间正好是来自加勒比的糖进入英国的时期（现在是从中国销往英国）。

1715 年，弗莱德里克·斯莱尔在"对于威利斯医生指控糖的抗辩"中认为可以适量吃糖，可有些事情始终让我对"适量"感到纠结。当糖的角色开始转换，一如茜德妮·明茨写的"从国王的珍宝变成平民的奢侈"时，斯莱尔注意到，"为了保持身材，妇女们避免吃糖"。1825 年的《味觉生理学》（*The Physiology of Taste*）也许是历史上最有名的美食书，书中说，法国的律师兼美食家撒瓦兰认为肥胖是由淀粉和面包引起的，而且如果和糖一起吃，就会胖得更快。19 世纪 60 年代，葡萄牙医生亚伯·若尔丹说糖可能是一种发胖剂。受此启发，哈佛大学的查尔斯·布里格姆对女性进行观察，发现那些"干瘦的女性，靠吃糖增加体重，恢复柔美的身材"。

不管是坎贝尔的 70 磅，还是 FDA 的 42 磅，以前的富人们吃糖也没那么多。当斯莱尔在 1715 年说那番话时，英国人年均消费白糖大概只有 5 磅（2.26 千克）。

结合历史资料，再想想高血压和胰岛素抵抗可以通过子宫环境影响下一代人，恐怕长久以来吃糖的习惯已经改变了我们。无论食物还是饮料，饮食环境已彻底不同，而身处其中的我们也已随之变化。我们对糖的反应也许已和百年前的人类不同，能够耐受的也许更少、也许更多，无从证明，只能推测。吃糖对慢性病的影响也可能不同，如丹尼斯·伯基特所说，不同的种群对此反应不一。

让我们做一个思想实验：假设有一个除水果和蔬菜的甜味外，完全没吃过精炼糖的族群，把他们分成两个部落，独立繁衍。一个部落的人吃精炼糖和高果糖浆，并且越吃越多；另一个部落保持无糖的状态。这两个部落都能享受现代的医疗和公共卫生服务。那么问题是，如此这般几代人后，两个部落的人会患有同样的慢性病，例如心脏病、糖尿病、癌症和痴呆吗？正如本书的观点，如果吃糖的部落存在明显更高的发病率，那么需要几代人的时间，才能让两个部落的健康水平再次相同？还真的能再相同吗？

对于这种实验，我们只能想想，在现实情况下，已经无人不在进行高糖饮食了。我们已经忘了"正常"或"健康"的无糖世界是什么模样，也不知人类以后会怎样。我们老了会变胖吗？低密度脂蛋白、甘油三酯和血压会随年龄而增加吗？葡萄糖不耐受和胰岛素抵抗会更加恶化吗？最致命的疾病是什么？所有这些问题，都没有答案。

这种实验也能有助于我们理解，为何未来的研究可能永远无法肯定地回答这些问题。这就回到了前面说过的，虽然我个人深信不疑，但反对糖的证据不是决定性的。比如说，随机分配一些人去吃含糖或不含糖的现代食物，由于所有加工食物都含糖，像面包之类的食物本身就是糖，所以避免吃糖的人实际上必须放弃所有加工食品，减少所有被迈克尔·波伦称为"像食物的物质"的摄入量。如果这些人因此变得更加健康，这就不仅仅是糖的因素，而是一系列因素的集合体，比如精制谷物、麸质、反式脂肪、防腐剂或人工调味剂，没什么有效的方法来进行区分。

我们也可以试着改变所有食品的配方，去掉糖分。但这样一来，它们的味道也会变化，除非我们用人工甜味剂来取代糖。实验中尽量少吃糖的人可能会减重，我们却不能确定这是因为糖本身，还是因为摄入的总热量降低了。实际上，所有饮食方法都存在这个难题，不管是避免麸质、反式脂肪、饱和脂肪、所有种类的精制碳水化合物中的哪一种成分，还是仅仅降低热量（吃得更少、更健康），所有饮食法往往都会避免摄入含糖和添加剂的加工食品。虽然我们因此获益，但无法得知具体原因。⊖建议吃健康食品而非加

　⊖　很多公共健康机构认为，对高血压最有效的健康饮食是 DASH（Dietary Approaches to Stop Hypertension），这是一种"多吃水果和蔬菜，选择奶制品要注意低脂，其他食物也注意低脂，特别是饱和脂肪"的饮食法，它的主要目标是提供充足的钾、镁和钙，目的是降低血压。但除此以外，也禁止吃糖和喝除果汁以外的含糖饮料。这种降压的好处也许更多来源于后面禁糖的部分。

工食品，就等于不吃精炼糖。建议不吃糖，也就等于不吃所有加工食品。

人工甜味剂（美国农业部的叫法是无热量甜味剂）的使用让情况变得更复杂。很多对它们的担心，源于 20 世纪六七十年代部分由制糖业资助的研究结果。这些研究导致甜蜜素作为一种潜在的致癌物质而被禁止使用，糖精虽未被禁，但也被认为可能致癌（通过剂量极高的老鼠实验）。这些担心已随时间逐渐消解，但又有猜测认为人工甜味剂可能导致代谢综合征，从而间接导致肥胖和糖尿病。

这种猜测主要来自流行病学研究：吃人工甜味剂的人有更多可能患肥胖和糖尿病，但这是否说明人工甜味剂导致了肥胖和糖尿病呢，这就无从知晓了。有可能是胖人因为体重问题，倾向于使用人工甜味剂来代替糖。最新的研究认为，没有确实的证据支持人工甜味剂有害的观点，虽然概率很小，但是也无法排除人工甜味剂导致发病率和死亡率提升的可能性。

正如美国国家科学院的院长菲利普·汉德勒在 1975 年所说，以及泰迪·罗斯福总统在 1907 年所说，我们想知道的是，在终身使用或长期使用的情况下，糖和人工甜味剂哪个更好。反正我不相信糖能胜出，但现有的研究无法给出确切答案，就像无法确定吃糖的长期影响一样。实验室已经发现，人工甜味剂可能促使人体产生和糖相似的生理反应。和口腔类似，我们的内脏和消化道中存在感受甜味的受体，所以除了作用于大脑信号以外，甜味剂也许同样能作用于身体。如果这是真的，那么在引发代谢综合征和增加体重方面，很难说人工甜味剂比糖更健康。如果目标只是戒糖，那么使用甜味剂是一种可选择的方法。如果你要问，经年累月地使用人工甜味剂是否会对人体产生毒性，使用甜味剂是否会妨碍我们享受无糖饮食的益处，这就不是目前能解答的了。

科研领域绝对能比以前做得更好，但我们要等，可能要很久，直到公共健康机构在这个研究方向上分配经费，才能提供一些确定的证据，解答我们的疑惑。可是在那之前，如何是好呢？

糖，多少才算少？这个问题最终还要自己判断，就像我们都在自行决定应该喝几两酒、吸几根烟、喝几杯咖啡一样。有足够的证据显示，糖很可能对我们而言有毒性，这点我已经说了，我也会告诉你们要平衡风险和收益。想知道收益是什么，就要看看无糖的生活是什么样的。成功戒烟的人会告诉你，在真的戒掉前，他无法想象成功后的情景，这是一个需要经历几周、几月，甚至几年的过程，需要经历长期而艰苦的挣扎。直到有一天，他们已然忘了吸烟的感觉，不知当初为何吸烟，更没有吸烟的欲望。

戒糖也是如此，直到我们试着不吃，并且坚持几天或几周，否则永远不会明白其中的差别。

致　　谢

　　本书是我的第三本与营养学、慢性病相关的书。此书源于 20 世纪 90 年代以来，我在相关话题上的两篇报道。在此特别感谢接受采访的几百名学者和公共健康机构，谢谢你们付出的时间。还有那些在报道初期就参与进来的编辑、读者和研究助理们，你们的努力和帮助让我的报道成为可能。

　　本书始于 2008 年 1 月 23 日林恩·罗嘉特（Lynn Rogut）发给我的一封邮件。罗嘉特是罗伯特·伍德·约翰逊基金会的副会长，负责提名健康政策研究方面的调查者奖，他在邮件中鼓励我申请这一慷慨而丰厚的奖金，我也很快接受了这个提议。最终，我获得了健康政策研究领域的调查者奖，并在申请过程中完成了此书的框架。为此，我对所有参与罗伯特·伍德·约翰逊基金会项目的同事表示感谢，特别是戴维·梅凯尼特（David Mechanic）、林恩·罗嘉特和罗格斯大学的辛西娅·丘奇（Cynthia Church），她对这三年的项目进行了监管。给予我帮助的，还有加州大学伯克利分校公共卫生学院的帕特·比夫莱（Pat Buffler）及其同事安布尔·桑切斯（Amber Sanchez）、特丽莎·桑德斯（Theresa Saunders），他们负责奖项的监督，也为我的研究提供学术支持。

第8章"为糖辩护"，源于《琼斯妈妈》杂志在2012年发行的10/11双月刊文章，作者是我和克里斯丁·卡恩斯（Cristin Kearn）。我与卡恩斯结识始于2011年2月，在一次给丹佛的独立书店的演讲会后。虽然卡恩斯的本行是牙医，但独自进行着调查制糖业的工作，而且发现了一些被糖业协会隐藏的保密文档，披露了20世纪70年代以来糖业协会的公共宣传策略。这些档案成为《琼斯妈妈》期刊文章的基础，也是本书第8章的来源。卡恩斯的调查技巧、写作和评论思路都是完成这些文章不可或缺的。（这篇文章可以在http://www.motherjones.com/environment/2012/10/former-dentist-sugar-industry-lies读到。）我也要感谢《琼斯妈妈》的员工，在他们的帮助下，这篇文章得以被推向公众。为此，我要特别感谢麦克·梅凯尼特（Mike Mechanic，戴维的儿子）、玛雅·杜森伯瑞（Maya Dusenberry）、麦迪·奥塔曼（Maddie Oatman）、伊丽莎白·盖特曼（Elizabeth Gettleman）和凯西·罗杰（Cathy Rodgers）。

本书的核心观点，作为2011年4月刊的《纽约时报杂志》封面文章发表，标题是《糖是有毒的吗》（Is Sugar Toxic?）。在此感谢雨果·林格伦（Hugo Lindgren）、薇拉·泰特尼克（Vera Titunik）、戴维·弗格森（David Ferguson），以及那时的杂志社员工们，感谢你们帮助，让文章更加符合大众的口味。

　　我要感谢克拉克·里德（Clark Read）和玛雅·杜森伯瑞（Maya Dusenberry，再次致谢），感谢你们为此书进行的深入研究，还有同样在研究方面做出贡献的南森·莱利（Nathan Riley）、德文·辛普森（Devon Simpson）和伊桑·利特曼（Ethan Litman）。感谢丹·帕伦查（Dan Palenchar）和我的老朋友斯科特·施耐德（Scott Schneid），你们尽了最大的努力，让此书忠于事实。感谢马克·弗里德曼（Mark Friedman）、麦克·罗森鲍姆（Michael Rosenbaum）和罗伯特·卡普兰（Robert Kaplan）在手稿阶段提出的指正，如果本书还留存一些错误，责任当然在我。还要感谢马萨诸塞州总医院和费城宾夕法尼亚医院的档案员杰弗里·米夫林（Jeffrey Mifflin）、史黛丝·皮普尔斯（Stacey Peeples），他们提供了各自医院从 19 世纪以来留存的糖尿病案例。

　　感谢我的经纪人，ICM 公司的克丽丝·达尔（Kris Dahl），对我 30 年如一日的不懈支持。我无法表达对我的编辑，克诺夫出版社的乔纳森·西格尔（Jonathan Segal）的感激之情，从我刚开始营养学方向的写作时，他就一直支持我，并一直提供各种帮助，他是一名所有作者都需要的好编辑。我还要感谢克诺夫出版社的编辑助理茱莉亚·林戈（Julia Ringo）、宣传专员乔丹·罗德曼（Jordan Rodman）、产品经理克莱尔·翁奇（Claire Ong）和文本设计玛姬·欣德斯（Maggie Hinders）。特别感谢产品编辑维多利亚·皮尔森（Victoria Pearson）。

　　我的三本关于营养和慢性病的书，都呼吁更好的营养科学：对公众已经接受并常年坚信不疑的健康饮食进行更严格的测试。劳拉和约翰·阿诺德（Laura and John Arnold）基金会的发起人及员工接受了这个观点：为了对国民的健康负责，我们应该进行更好、更严格的营养学研究。他们在慈善资金的帮助下切实执行这一理念，感谢他们的努力和付出。我也要感谢在营养科学方面的同事们，感谢你们的积极帮助，让完成第一阶段的研究成为可能。

如果我对糖的偏见还不够明显的话，那么下面的话会显示我的态度：我对那些直言不讳、明确反对糖的学者和医生们表示深深的感谢，他们深知，在表明立场后会受到至少部分同行的批评和指责，但还是这么做了。正如书中所说，在争论糖的危害方面，彼得·克里夫和约翰·尤德金发挥了非常重要的作用，值得接受所有人的赞誉。近来，加州大学旧金山分校的罗伯特·卢斯蒂格接过了尤德金的火炬，罕见地迫使公众和科学界重新讨论糖对健康的影响。科罗拉多大学的理查德·约翰逊（Richard Johnson）在进行独特和可能是至关重要的研究，恐怕仅靠我的描述，并不足以显示其重要性。关于糖的辩论，威廉·达夫迪（William Dufty）在 1975 年发表的著名畅销书《糖之哀伤》（*Sugar Blues*）也形成了广泛的影响，但出于本书叙事的需要，并未在书中提及。尽管如此，还是要对他表示感谢。另外，我还要感谢康妮·班纳特（Connie Bennett）、南希·阿普尔顿（Nancy Appleton）、安·路易斯·吉托曼（Ann Louise Gittleman）以及其他很多公开表达观点的营养学家、医生和作者。

最后，感谢我的夫人斯隆·塔伦（Sloane Tanen），多亏她的爱和达观。日复一日，年复一年，感谢她承担家务，照顾孩子（虽然偶尔也发点小牢骚），我才最终得以完成此书。每当有体育活动，总是她带孩子们参加，我却只能钻进办公室，为了写书奋力码字，和假想的敌人开战。尼克和哈利，我的孩子们，我永远感谢你们，你们是我力量的源泉，祝愿你们的生活丰富多彩。